AF824393

IMPORTANTE: A LER

Este Guia contém informações com fins educativos. Não se pretende que substitua os conselhos ou instruções de profissionais de saúde, nem os cuidados médicos. Contacte um profissional de saúde se tiver alguma questão relacionada com os seus cuidados

DEDICATÓRIA

A todas as pessoas com demência
e aos respetivos parceiros cuidadores

Vocês inspiram-nos a ser mais, melhores, mais fortes.

"Uma das regras básicas do universo é que nada é perfeito. A perfeição simplesmente não existe...

Sem a imperfeição, nem eu nem ninguém existiria".

— Stephen Hawking

Prefácio

Isto é um Guia sobre demência e **foi escrito especialmente para vocês,** as pessoas com um diagnóstico de demência e respetivos cuidadores informais.

Enquanto médicos e consultores na área, apercebemo-nos de que é necessário mudar as prioridades para se poder comunicar sobre a demência de forma acessível e ponderada, educando e dando diretrizes para as melhores práticas de cuidados. Este é um dos principais objetivos do Programa de Educação para a Demência da McGill.

Deve ser criada uma parceria genuína entre:

1. As pessoas com demência
2. Os cuidadores informais
3. Os profissionais de saúde

Um diagnóstico de demência constitui um desafio para todos. A única forma de passar por isto com sucesso é formando uma frente unida que nos capacite a fazer mudanças positivas e duradouras, agora e para o futuro.

Três coisas têm de acontecer:

1. Dar prioridade à necessidade de aceitação, compaixão e bondade
2. Aumentar os pedidos de informações públicas, prevenção e apoio
3. Fazer da investigação e da educação um imperativo contínuo.

Aliados hoje, aliados amanhã, aliados sempre.

Um diagnóstico de demência é entrar num mundo desconcertante. Este Guia visa ajudar nessa transição através de uma abordagem abrangente, bem como oferecer conselhos sobre estratégias para a gerir com sucesso.

Este Guia divide-se em duas secções:

1. Apoio e educação para a pessoa com demência
2. Apoio e educação para os cuidadores informais

Esperamos que encontre nestas páginas a base sólida para prosseguir ao ter de lidar com um diagnóstico de demência e que cultive práticas diárias que contribuam para uma qualidade de vida que se traduza numa **vida bem vivida.**

Gostaríamos de agradecer à ***Fundação Grace Dart*** pela sua visão e apoio. O seu generoso contributo financiou a criação, produção e tradução deste precioso recurso educacional, Dementia, Your Companion Guide Demência, o seu guia de companhia, e permitiu-nos disponibilizá-lo gratuitamente nos formatos impresso e online no nosso site em www.mcgill.ca/dementia, bem como através de médicos da rede associada da McGill. Para saber mais sobre a Fundação Grace Dart, vá ao respetivo site em www.fondationgracedart.com.

O Programa de Educação para a Demência gostaria de expressar também a sua gratidão a todos os que auxiliaram com a criação deste Guia. Em particular, gostaríamos de agradecer a Mona Atallah, Matt Evans, Leila Zahabi, Diane Weidner e Joanne Lavallée, respetivamente, pelos seus preciosos contributos na escrita, ilustração, coordenação, revisão e tradução deste Guia. Gostaríamos também de agradecer à Dra. Tamara Carver, a Zeina Salameh e a Maria Vincelli, bem como ao McGill University's Steinberg Centre for Simulation and Interactive Learning Centro Steinberg de Simulação e Aprendizagem Interativa da Universidade McGill e ao Office of Education Technology and E-learning Collaboration for Health Gabinete da Educação Tecnológica e Colaboração de Ensino à Distância para a Saúde, pela orientação e apoio.

Dr. José A. Morais
Faculdade de Medicina e Ciência da Saúde e Diretor da Divisão de Geriatria da Universidade McGill e no

Centro universitário de Saúde McGill. Líder Académico do Programa de Educação para a Demência da Mcgill

Dr. Serge Gauthier
Professor Emérito, Departamentos de Neurologia, Neurocirurgia e Psiquiatria na Universidade McGill et Co-Líder Académico

no Programa de Educação para a Demência da McGilll

Mrs. Claire Webster
Fundadora e Consultora Certificada de Cuidados da Demência, Caregiver Crosswalk Inc.

Fundadora e Embaixadora, Programa de Educação para a Demência da McGill

Índice

Secção I: A pessoa com demência

Secção II: Cuidadores informais

Secção I: A pessoa com demência

Compreender a demência

A “receita de cuidados” destas páginas consiste em oferecer educação, ferramentas e recomendações que o(a) ajudam a compreender e a gerir o que está para vir.

Há uma coisa que deve saber inequivocamente neste momento. **Este diagnóstico não define o seu TODO.** Pode e deve continuar a usufruir de uma vida gratificante. A família e os amigos continuarão a usufruir do tempo passado consigo.

A jornada começa e este Guia vai acompanhá-lo(a) em cada etapa.

Esta primeira parte é sobre si: a pessoa que recebeu o diagnóstico.

Há muito a aprender sobre a demência e vamos guiá-lo(a) através de todo o processo com dignidade, respeito e empatia. **O nosso objetivo é cuidar de si.**

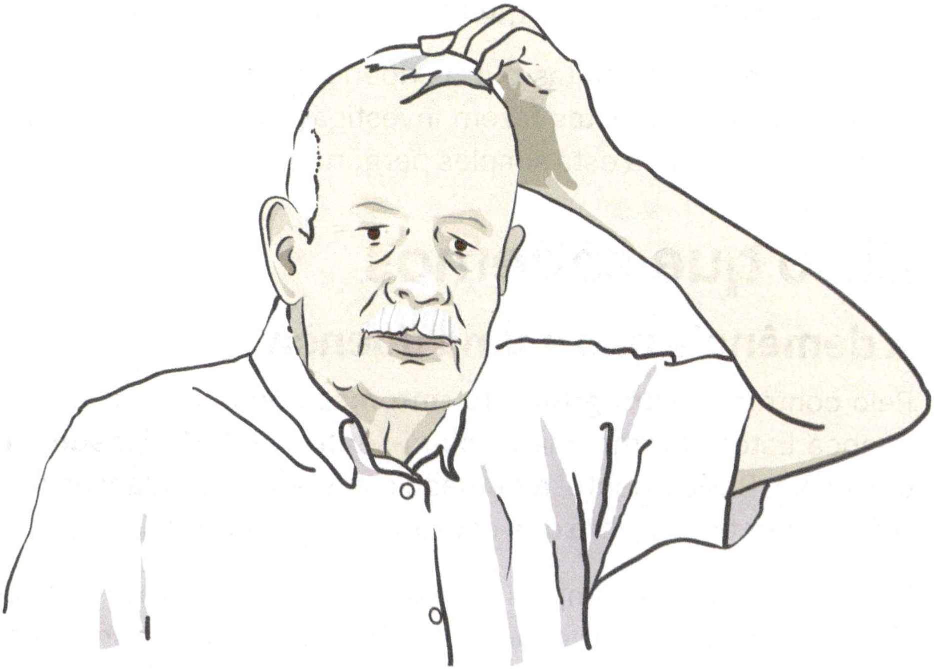

Começa.

Portanto, aconteceu algo.

Perdeu as chaves demasiadas vezes?

Olhou para o rosto do seu filho e demorou alguns segundos a lembrar-se do nome dele?

Talvez se tenha esquecido do caminho de casa ao sair do supermercado?

E é por isso que está agora no consultório do médico à espera dos resultados?

Poderá ser demência, questiona-se?

Porquê eu?

Qualquer pessoa que recebe um diagnóstico que lhe vai mudar a vida faz a si mesma esta pergunta. Com certeza já a fez.

A demência, como muitas outras doenças, está constantemente a evoluir pois os cientistas fazem investigação e estudos complexos para responderem a esta simples pergunta.

Eis o que sabemos

A demência não é uma doença

Pelo contrário, **é um grupo de sintomas** que ocorre devido a uma doença. Estes sintomas manifestam-se através de **défices cognitivos** e declínio. Basicamente, a demência acelera as mudanças naturais sofridas por um cérebro que está a envelhecer ou lesionado.

Dito de uma forma simples, **a cognição é o processo de pensar**. É a forma como o seu cérebro lhe traz todo o seu conhecimento, perceções, competências para tomar decisões, opiniões, raciocínio, imagens, linguagem e memória, e a forma como isso tem impacto nas suas ações e comportamentos. Parece que é muita coisa, mas este processo está a acontecer constantemente em segundo plano. Começa assim que acorda de manhã.

Por exemplo, após alguns minutos, poderá já ter tomado muitas decisões e feito muitos planos para organizar o seu dia, tais como:

- Optar por beber chá em vez de café;
- Optar por tomar banho em vez de duche;
- Decidir ir a uma livraria primeiro e depois à lavandaria porque fica mais perto;
- Fechar a janela e aperceber-se de que está mais frio do que o previsto. Guardar a camisola azul e vestir o casaco;

- Acrescentar mais quatro pessoas à lista de convidados da sua festa de anos e deixar uma mensagem para o seu filho ir buscar mais cadeiras;
- Lembrar-se de ligar para o banco às 10 horas para falar sobre a sua conta de poupança.

Quando este processo **é afetado**, estes tipos de decisões e escolhas poderão ser mais difíceis ou levarem mais tempo a concretizar-se. Poderá ser-lhe difícil lembrar-se de factos ou concentrar-se no que está a fazer. A sua capacidade para gerir vários pormenores de uma só vez pode ficar reduzida. A demência ocorre quando este défice progride ao ponto de interferir com a sua vida diária e ter impacto nas suas ações e comportamentos de forma adversa.

A demência é a perda ou destruição das células nervosas das suas ligações entre elas no cérebro. Quando essa ligação fica destorcida ou se perde, **o seu pensamento, comportamento e sentimentos ficam afetados.** Poderá ter começado a sentir isto mesmo.

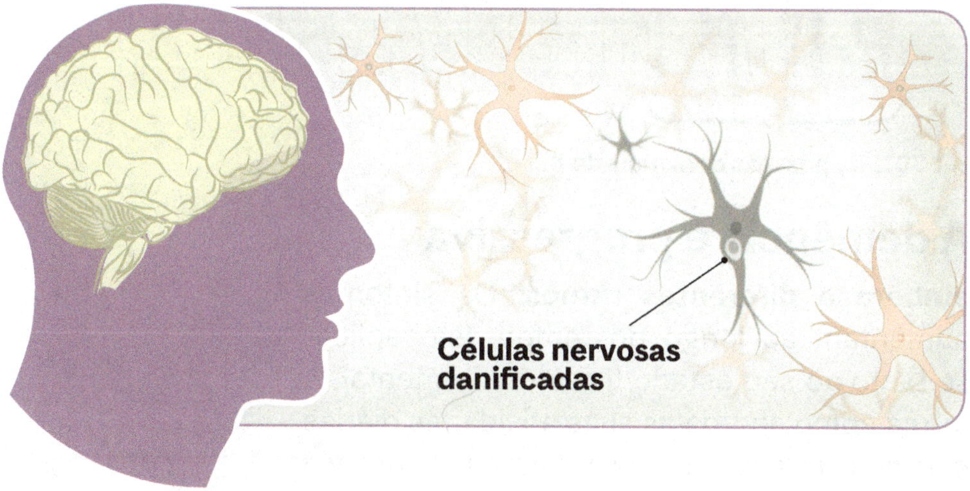

Pense nisso como o seu colar preferido. Usou-o no pescoço durante muitos anos. Mas devido ao desgaste ao longo dos anos, os elos podem dar de si e o metal ficar fraco. A ligação fica fraca ou perde-se.

A idade é o fator que mais contribui para o desenvolvimento da demência

Já se questionou por que ouvimos falar disto agora mais do que nunca? Estamos a viver mais tempo, e não só alguns anos, mas muitos. Não é raro ouvir alguém celebrar o seu centésimo aniversário.

Depois da Segunda Guerra Mundial, os progressos na higiene (água potável, melhores medidas de saneamento) e na nutrição (mais variedade e disponibilidade de alimentos mais saudáveis) estiveram associados ao aparecimento dos antibióticos. Isto aumentou consideravelmente a nossa esperança de vida e, com isso, surgiram mais casos de demência.

Por este motivo, 30% das pessoas com mais de 85 anos tem alguma forma de demência.

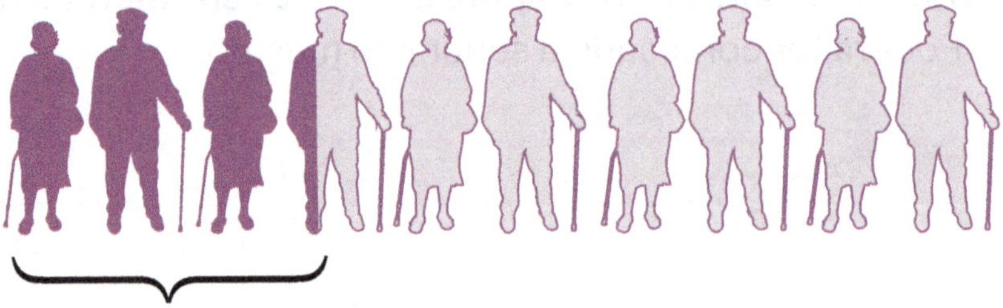

30% de pessoas com mais de 85

A demência é progressiva

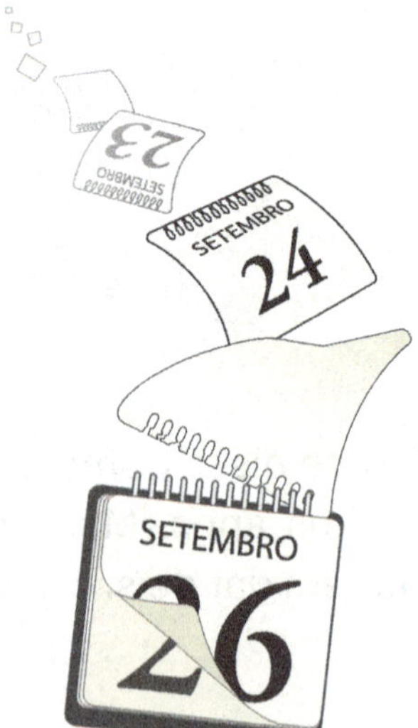

embora a diferentes ritmos. Os sintomas aumentam ao longo do tempo. Isto aplica-se tanto ao seu estado físico como mental. A forma como aborda as suas atividades diárias e as suas relações com as outras pessoas vai mudar inevitavelmente. Mas há coisas que pode fazer e vai aprendê-las neste Guia.

Compreender a sua doença é uma ferramenta preciosa. Dá-lhe informações que ajudam a fazer as escolhas necessárias para viver hoje e no futuro.

As próximas páginas vão dar muito que pensar, muito a processar à medida que aceita este diagnóstico e que o mesmo tem impacto em si. Não se apresse. **Respire. Quando estiver pronto(a), começaremos juntos.**

Nesta primeira secção destinada a si, a pessoa com demência, vamos ver alguns termos que poderá encontrar durante o seu diagnóstico, bem como as diferentes causas, fases e sintomas de demência e condições associadas. Serão também abordados tópicos como a sua segurança, condução, vida social, cuidados pessoais e estratégias para o seu bem-estar geral.

Pensar em demência significa necessariamente repensar muitos aspetos da sua vida: independência, trabalho, família, finanças. **Tudo o que molda o seu mundo, no fundo.**

Vamos dar-lhe ideias e recomendações que o(a) ajudam a passar por estes ajustes em curso.

Quando for a altura de começar a construir a sua rede de apoio, deixe este Guia fazer parte disso. Como referimos, queremos cuidar de si.

> "Uma falta de educação sobre a demência terá um impacto significativo na qualidade dos cuidados, bem como na segurança dos indivíduos e respetivos cuidadores informais."

— Claire Webster
Fundadora e Embaixadora,
Programa de Educação para a Demência da
Universidade McGill

Uma distinção importante

Síndrome - Já referimos que a demência é um grupo de sintomas relacionados que surgem devido a uma doença. Nem todos apresentam exatamente o mesmo conjunto de sintomas que levam a este diagnóstico nem mesmo ao longo da doença. E essa ambiguidade, **a ausência de uma causa e efeito claros**, é o motivo por que lhe chamamos síndrome. Coloquemos isto num contexto que poderá relacionar.

"Todos o caminhos vão dar a Roma" ou, pelo menos, a algum lado que seja importante para si. É o aniversário da sua neta. Exatamente às 14h15 está a conduzir em direção a norte na autoestrada, a sua sobrinha está num autocarro que saiu da costa sul e a sua melhor amiga acabou de apanhar um táxi na baixa da cidade. Vão todas à festa. Esta rede de estradas leva-vos ao mesmo destino.

E é onde está neste momento - a passar por uma série de sintomas interligados como perda de memória, confusão e mudanças de personalidade que, em determinada altura, se articulam e levam, e a pessoas na mesma situação, ao mesmo local: síndrome de demência.

A demência é uma síndrome de oportunidade equitativa que pode acontecer a qualquer pessoa. Não discrimina com base em género, estatuto económico, preferência sexual, geografia ou etnia. Sim, a demência não afeta mais pessoas mais velhas, as pessoas mais novas não são totalmente imunes.

Doença – Apenas alguns de nós escapámos a uma doença ou outra durante a nossa vida, por isso a palavra não lhe soará estranha.

Poderá estar a sentir-se em baixo de forma ou com dores que o tenham levado ao médico. Após observação visual, discussão e um exame físico, o médico conclui a consulta pedindo uma série de exames para avaliar os seus sintomas. Podem ser análises ao sangue, à urina ou várias, Tomografia Assistida por Computador, TAC.

Já com os resultados na mão, consegue determinar que tem uma **doença, nomeadamente um problema de saúde que tem uma causa conhecida.** O que torna estes resultados ainda mais significativos é que também descartam outros eventuais problemas médicos. E com uma doença, os sintomas, progressos e tratamentos subsequentes já foram normalmente predeterminados. Poderão incluir algo desde receitar medicamentos como antibióticos, recomendar fisioterapia, encaminhar para especialistas e até cirurgia.

Agora é que fica tudo interessante. A demência pode ser desencadeada por uma série de doenças, sendo a mais comum a doença de Alzheimer, a qual representa 60-80% dos casos em adultos mais velhos.

Nos próximos dois capítulos, vamos examinar as diferentes fases da demência e embarcar depois numa exploração da doença de Alzheimer, bem como noutros problemas e doenças que podem levar a um diagnóstico de demência.

A Linguagem da demência

Os seus médicos e cuidadores informais terão papéis fundamentais ao longo da sua doença. Mas ninguém, especialmente no início, será mais fundamental no desenvolvimento dos seus cuidados do que **O PRÓPRIO PACIENTE.**

Vários termos e conceitos desconhecidos são destinados a si. Envolver-se ativamente em dominar tudo o que tenha a ver com a demência, bem como os passos necessários para o seu próprio bem-estar, tanto emocional como físico, não deve ser desvalorizado, nem por si nem por ninguém. **Encontre a sua voz e faça-se ouvir. Frequentemente.**

Faça uma lista das perguntas que quer fazer ao seu médico na próxima consulta. Leve um familiar ou um amigo consigo para tirar apontamentos, ajudar a esclarecer as informações e dar-lhe apoio emocional.

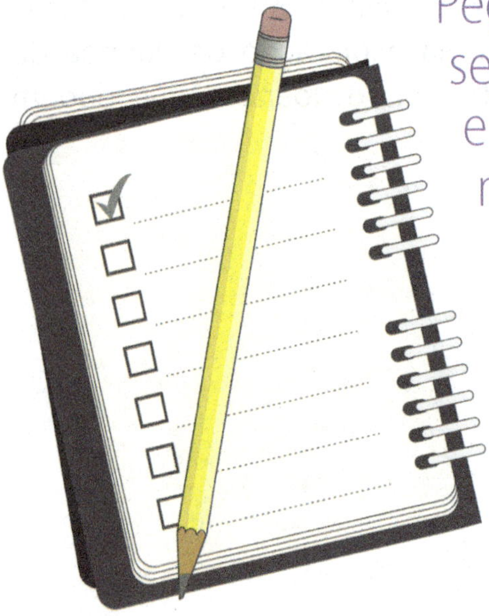

Peça que as informações lhe sejam explicadas devagar e com diagramas, se necessário.

– Alzheimer Society of Canada

Após o diagnóstico, a conversa deve levar naturalmente a diferentes aspetos da doença, incluindo onde se encontra no espetro da demência. Isto refere-se à forma como os seus sintomas se manifestam, o nível de gravidade, o que significa e o que esperar.

O seu médico recomendará então o tratamento adequado e dará informações úteis para minimizar os efeitos dos seus sintomas.

O processo normal de envelhecimento

À medida que vai envelhecendo, cada parte de si abranda. É uma das coisas que nos torna iguais. Quer seja uma deterioração da função cerebral ou das capacidades físicas, como flexibilidade e resistência, não há como negar que as articulações endurecem, os músculos enfraquecem e que nos cansamos mais facilmente.

Tudo demora um pouco mais de tempo. É também por isso que as suas respostas e reações são mais consideradas. Como ao subir as escadas, os seus processos de pensamento requerem mais esforço e lembrança. Por exemplo, pode:

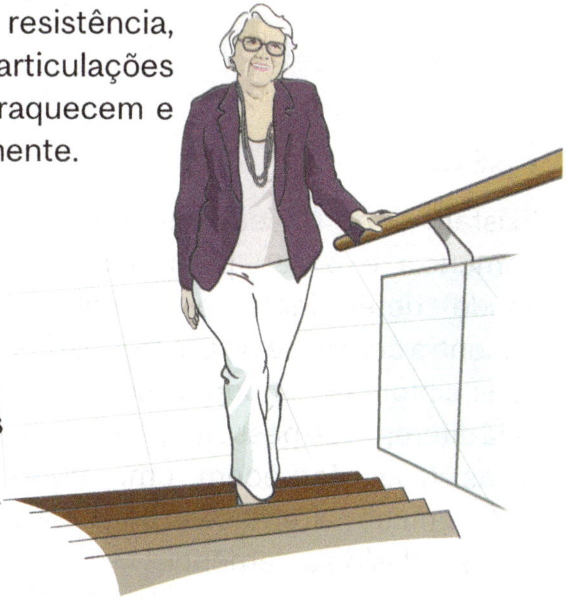

- Ocasionalmente, ter dificuldade em encontrar uma palavra específica. Ter de usar alguns descritores para estimular a sua memória quando está a conversar;
- Precisar de mais tempo para processar informações;
- Ser mais lento(a) a pensar e fazer coisas;
- Hesitar de vez em quando;

- Ser por vezes um pouco impulsivo(a);
- Reconhecer alguém conhecido que está à sua frente, mas já não se lembrar do nome da pessoa;
- Ser incapaz de se lembrar dos pormenores de uma conversa ou evento que ocorreu há um ano;
- Esquecer-se de coisas e eventos uma vez por outra;
- Preocupar-se com a sua memória, embora os seus amigos e familiares não estejam preocupados.

Nenhuma destas coisas perturba visivelmente a sua vida diária. Apurar que estas mudanças não são demência, ou acompanhar um diagnóstico de demência, apenas pode ser determinado pelo seu médico.

Fases

Existem três fases distintas de demência e o seu profissional de saúde determinará em qual se encontra com base no progresso dos seus sintomas. Embora a demência seja diferente de pessoa para pessoa, estas fases fornecem uma visão de algumas alterações universais provocadas pela demência.

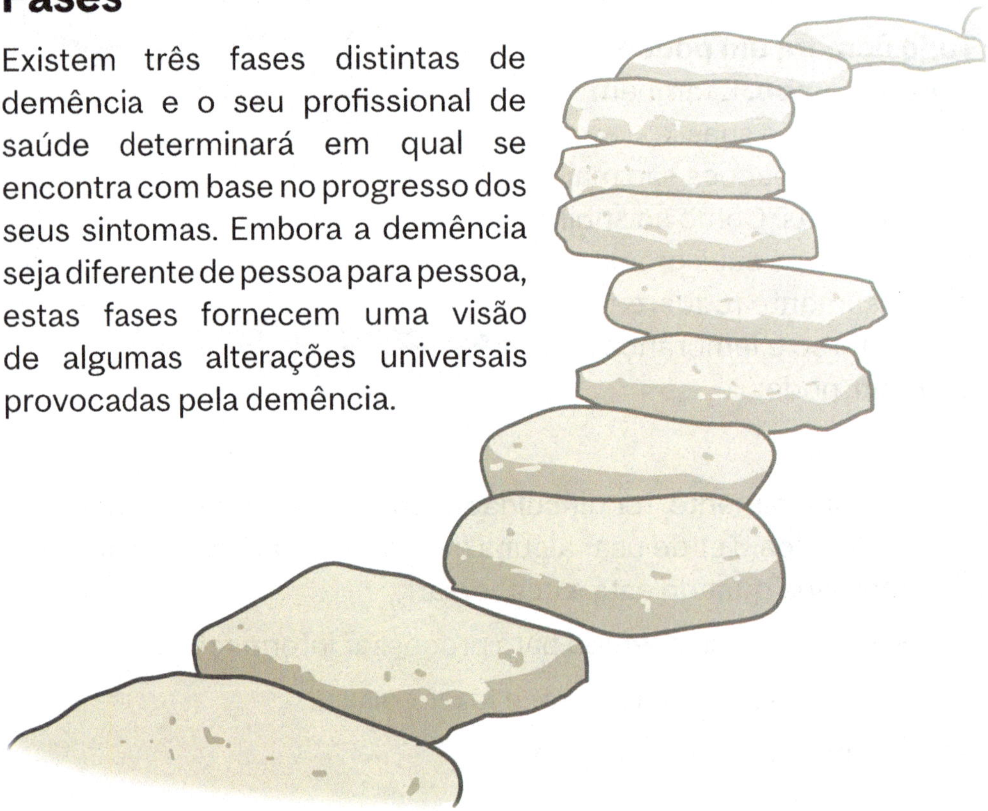

As fases são **orientações para os profissionais de saúde** - médicos, enfermeiros e investigadores - para se unirem na compreensão, abordagem e tratamento da demência, seja a nível local ou global. A colaboração é primordial para se fazerem os avanços necessários.

Do mesmo modo, estas **orientações permitem-lhe** lidar de forma clara com o seu diagnóstico, validar aquilo por que já passou e obter informações sobre o que esperar.

Cada fase tem o seu próprio conjunto de ajustes e desafios. Como indivíduo, o período que passa em cada fase, a recolha de sintomas que sente e o avanço de uma fase para a outra vai certamente variar. As fases podem durar meses ou anos.

Agora que já sabe o enquadramento geral do porquê de haver fases, vamos analisar mais profundamente e diferenciar cada uma delas.

Definição das fases da demência

Fase inicial (Leve)

Talvez você ou alguém do seu círculo mais restrito tenham tido um sentimento persistente de que algo não andava muito bem. Após ter consultado o seu médico, agora já sabe. Está na fase inicial da demência.

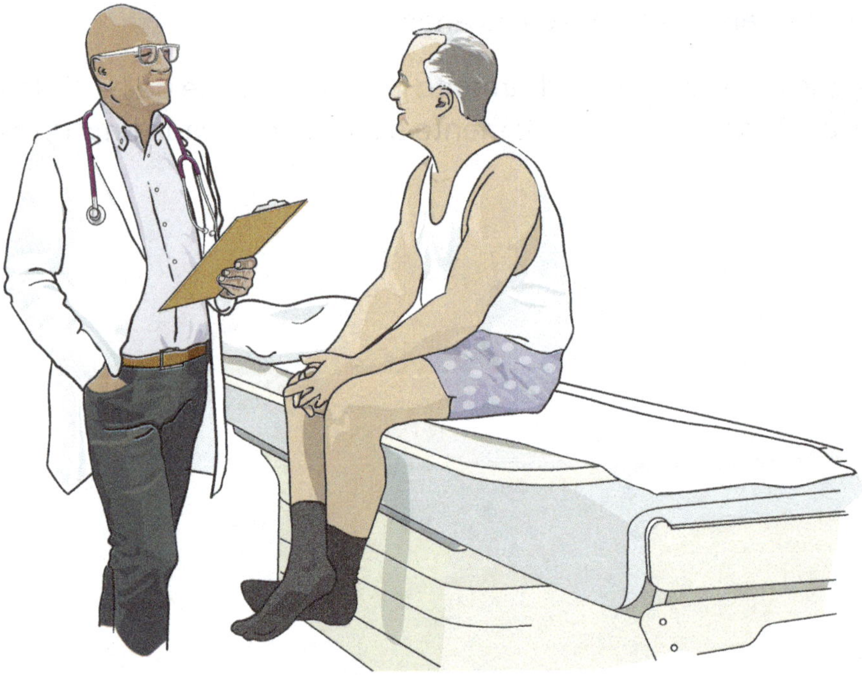

Nesta fase, poderá continuar a fazer a maioria das coisas que sempre fez... a maior parte do tempo. Mais importante ainda, pode continuar a **DESFRUTAR DA VIDA.** Manter a sua independência quer seja em casa, no trabalho, ou ambos, ainda é muito realista. Os sinais de aviso que encontra serão subtis. Há alguns exemplos dos problemas comuns com os quais irá entrar em conflito. Lembre-se de que não vai necessariamente sentir tudo e vai sempre sentir de forma diferente.

Indicadores da fase inicial

Perda de memória a curto prazo

particularmente para eventos recentes. Poderá ter episódios isolados em que não se recorda:

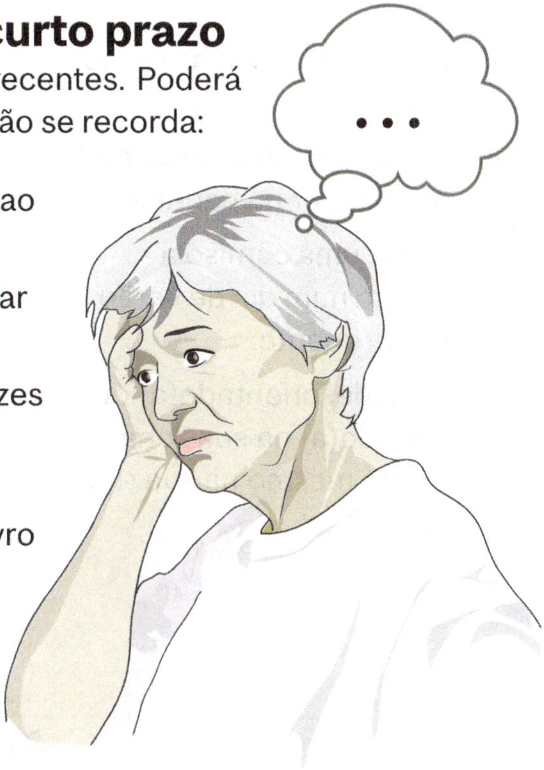

- Se comeu ovos ou cereais ao pequeno-almoço;
- Por que está na sala de estar ou o que lá ia buscar;
- Que lavou o cabelo três vezes num só dia até alguém lho assinalar;
- Até que página leu o seu livro ou sobre o que é a história.

Alterações da personalidade ou do comportamento

Pode dar por si:

- Com acessos de raiva, risos ou choro repentinos e sem explicação;
- Sentimentos inexplicáveis de estar abatido(a) ou triste;
- Momentos de apatia sobre assuntos anteriormente importantes;
- Momentos em que se retira de situações sociais agradáveis, mesmo com amigos e familiares próximos.

Cada vez mais confuso(a) ou distraído(a)

Pode:

- Esquecer-se várias vezes que dia é;
- Deixar inexplicavelmente o aspirador na banheira;
- Vestir uma camisola grossa num dia de verão muito quente;
- Ficar desorientado(a) ou perdido(a) na sua zona ou até mesmo na sua rua.

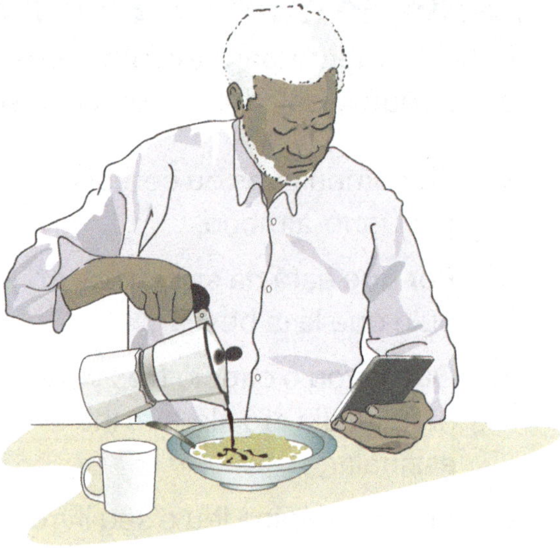

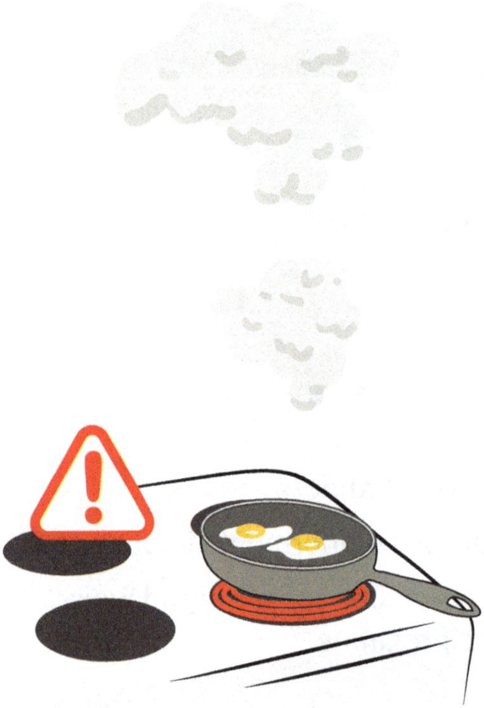

Atenção reduzida

Poderá:

- Colocar-se em risco deixando o fogão ligado ou a porta aberta;
- Ter de ser relembrado das regras de um jogo de cartas que jogou todas as Sextas à noite nos últimos anos;
- Interromper constantemente para perguntar o que se está a passar durante o filme que está a ver;
- Parar e começar qualquer atividade que esteja a fazer até pô-la de lado.

Ter dificuldade em expressar-se

Poderá:

- Esforçar-se para articular o seu ponto de vista;
- Procurar palavras comuns mais frequentemente;
- Preencher as lacunas com palavras fora do contexto e que não se enquadram na conversa;
- Achar que as pessoas têm alguma dificuldade em compreendê-lo(a).

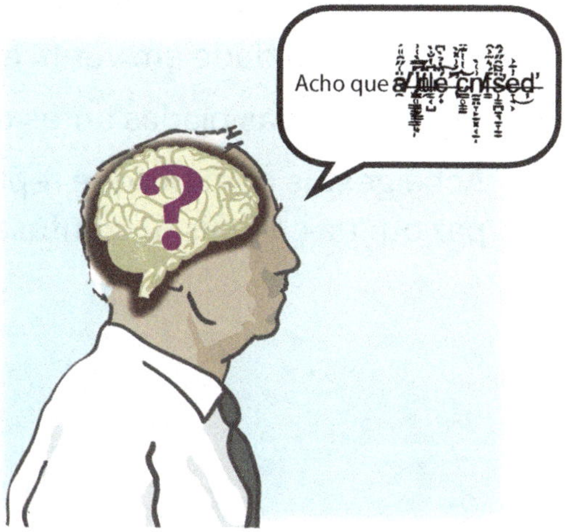

Perdeu a capacidade para realizar as tarefas do dia a dia

Pode:

- Esforçar-se por alinhar o casaco e abotoá-lo adequadamente;
- Recusar-se a fazer o café de manhã porque as linhas numeradas no jarro o(a) incomodam;
- Esperar que outra pessoa ligue a televisão porque os botões do telecomando parecem todos os mesmos e simplesmente não consegue ligá-la;
- Achar que as definições das máquinas de lavar e secar o(a) impedem de lavar a roupa com confiança.

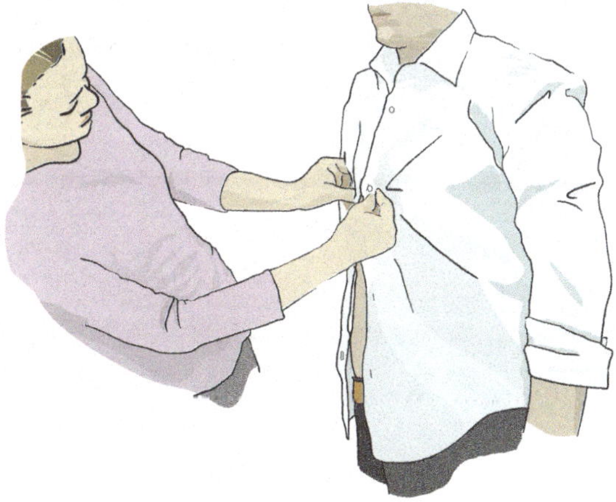

Ter problemas com pensamento abstrato

Talvez:

- Se esforce por compreender as medidas numa receita;
- Tenha dificuldade em verificar o seu livro de cheques;
- Diga o final das piadas antes da própria história;
- Ache gestos comuns que representam algo, como um sinal de paz ou “dá cá mais 5”, confusos ou sem sentido.

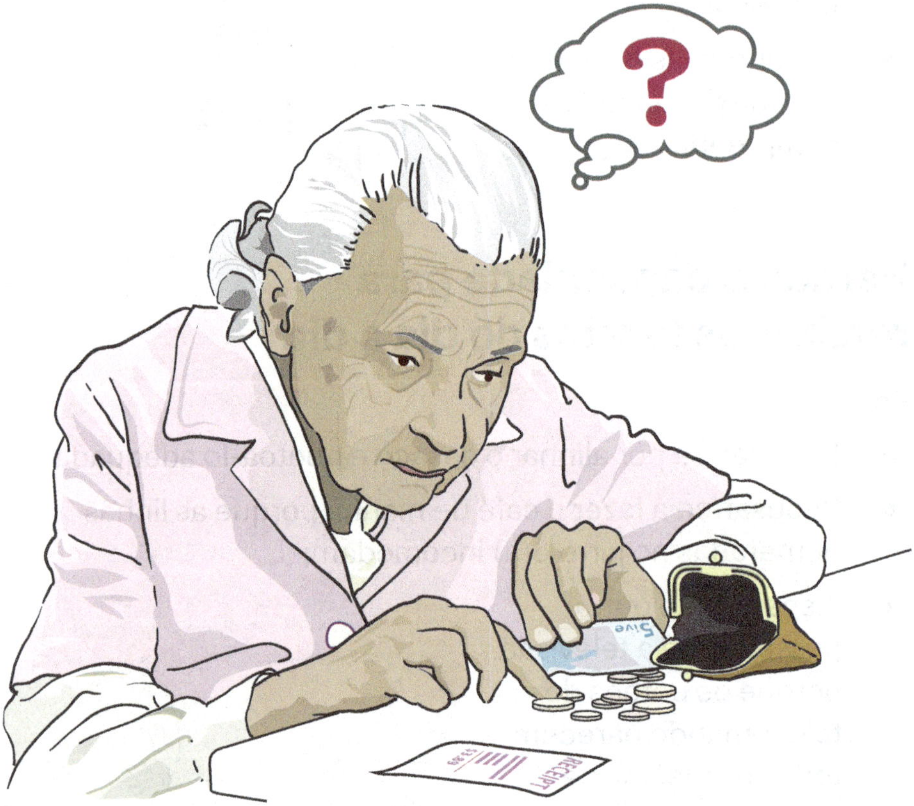

Fase intermédia (Moderada)

Muitos dos indicadores enumerados na fase inicial são transportados para esta fase. O que provavelmente observará é um aumento de frequência ou intensidade. A fase intermédia da demência tem alguns desafios adicionais e terá de se preparar para os mesmos.

Indicadores da fase intermédia

A perda de memória pode agora abranger eventos a curto e a longo prazo

Poderá ter episódios em que:

- Não se lembra que escola secundária frequentou;
- Começa a chamar a todos os que conhece por "querido" ou "amor" para ocultar o facto de não se lembrar dos seus nomes;
- Diz à sua sobrinha que sabe que ela tem filhos, mas não os reconhece;
- Encomenda comida, mas não consegue dar a sua morada nem o número de telefone para concluir a entrega.

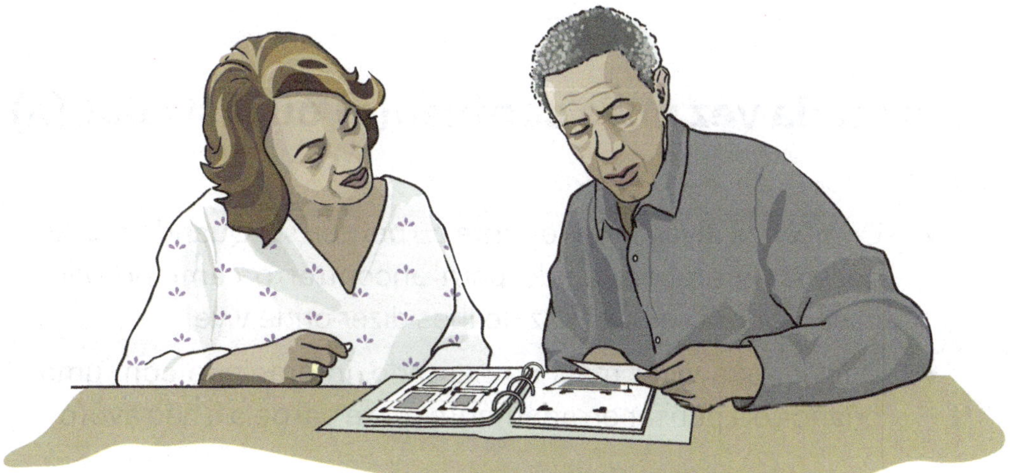

Alterações da personalidade ou do comportamento mais pronunciadas

Pode:

- Torna-se mais argumentativo(a) numa conversa que era mais agradável noutros momentos;
- Fabricar histórias para cobrir o facto de estar ou não a fazer coisas tal como compras ou a comer devidamente;
- Ter falsas crenças ou ilusões, como suspeitar que a pessoa que ama há 25 anos lhe está a ser infiel ou que há um intruso escondido atrás das cortinas;
- Ver ou ouvir coisas que mais ninguém vê ou ouve, como insetos na cozinha, um(a) amigo(a) que não vê desde criança
- ou uma figura ameaçadora a espreitar

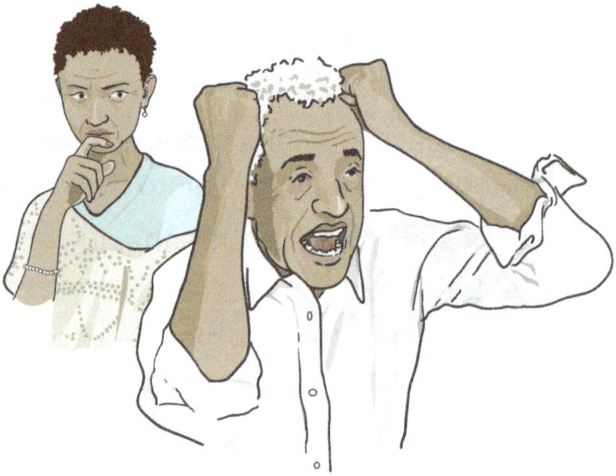

Ficar cada vez mais confuso(a) ou distraído(a)

Pode:

- Começar a divagar de repente ou perder-se. Quando outras pessoas oferecem ajuda para encontrar o caminho para casa, poderá ser incapaz de lhes dizer onde vive;
- Dar por si a viver mais no passado, interagindo com uma criança e a pensar erradamente que é pai dela e não avô(ó);

- Perder ou colocar noutro sítio as suas coisas e culpar outras pessoas de as roubar. Poderá ser mais fácil para si acreditar que é culpa delas e não sua;
- Não conseguir aperceber-se nem importar-se de que está em público e falar ou comportar-se indevidamente, de formas que possam ofender outras pessoas, como ser explicitamente sexual ou usar palavrões.

Atenção reduzida que irá diminuir a sua capacidade para fazer mais coisas

Alguém poderá dizer-lhe que:

- Tem de parar de trabalhar se a demência o(a) impede de realizar as suas responsabilidades laborais de forma eficaz;
- Tem de ter alguém consigo quando toma conta de crianças para garantir a segurança das mesmas;

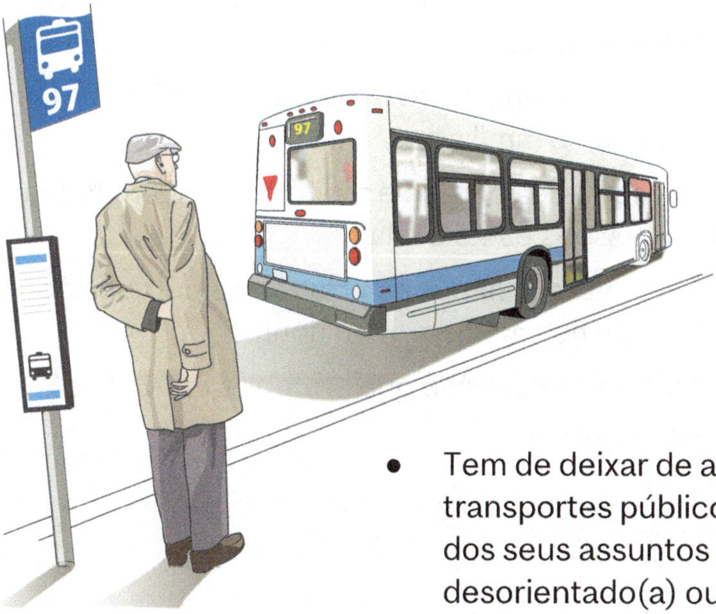

- Tem de deixar de apanhar transportes públicos para tratar dos seus assuntos para evitar ficar desorientado(a) ou perder-se.

Tem dificuldade em expressar-se e compreender os outros

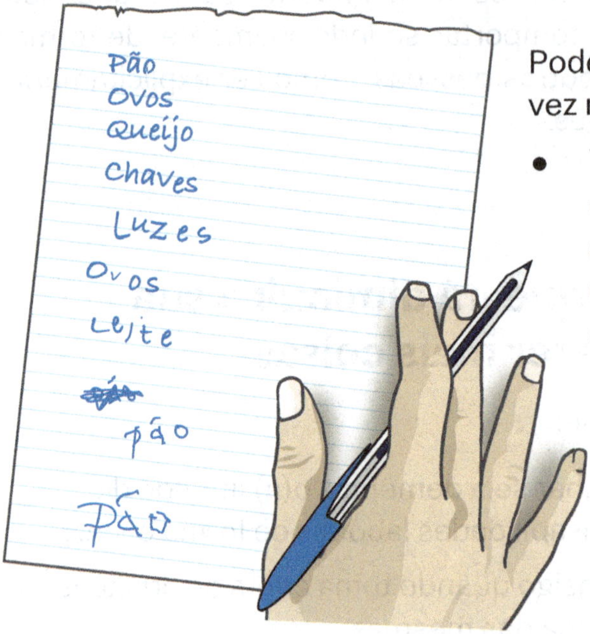

Poderá ter reparado em cada vez mais momentos em que:

- Tem dificuldades em escrever e-mails, listas ou até mesmo mensagens curtas para comunicar os seus pensamentos;
- Confunde a estrutura das frases e fica frustrado(a) porque a família não o(a) percebe logo;
- Repete constantemente uma palavra ou frase ao falar porque parece ser confortável e familiar;
- Retira-se de uma conversa porque é muito difícil acompanhá-la quando várias pessoas estão a falar;
- Perde o interesse nos seus filmes ou programas porque não consegue segui-los e fica agitado(a) ou confuso(a);
- Usa mais gestos para transmitir o que pretende em vez de tentar dizê-lo verbalmente.

Perdeu a capacidade para realizar mais tarefas do dia a dia

Poderá achar que:

- Precisa de ajuda com tarefas como comer ou ir à casa de banho;
- Precisa de ajuda com o trabalho de casa, cozinhar ou tratar do jardim;
- Precisa de notas e lembretes por toda a casa para o(a) ajudar a identificar coisas como os eletrodomésticos e as suas utilizações;
- Precisa de uma bengala ou de um andarilho para o(a) ajudar a manter o equilíbrio.

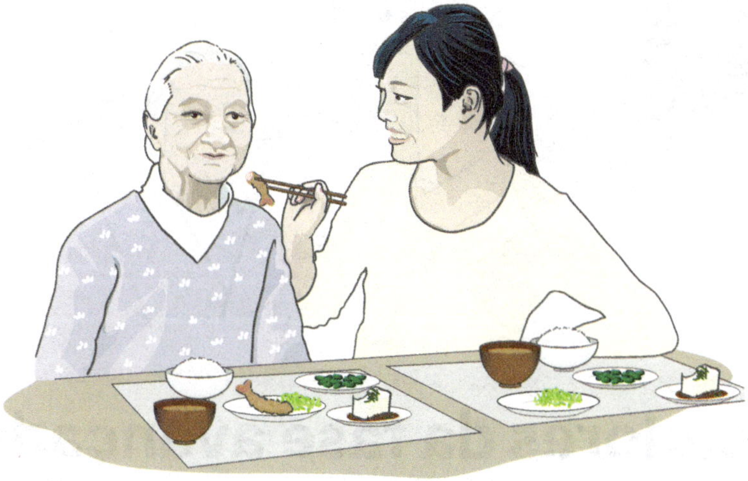

Os problemas com pensamento abstrato abrangem questões ainda mais básicas

Pode:

- Ficar cada vez mais frustrado(a) com a sua incapacidade para compreender ou gerir as suas finanças, como pagar as contas mensais;
- Ser incapaz de planear um evento anual ou uma festa de aniversário como é habitual porque há muitos pormenores a verificar;
- Olhar para o espelho e não se reconhecer.

Fase avançada (Grave)

Quando chegar a esta fase, a maioria das suas necessidades físicas vão necessitar da assistência de profissionais de saúde e de cuidadores informais.

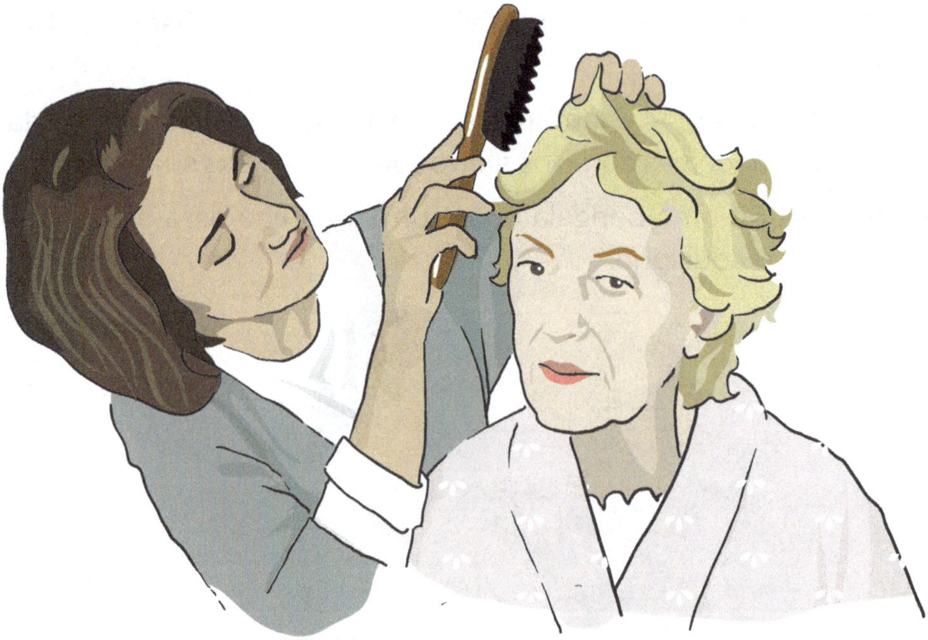

Indicadores da fase avançada

Embora menos frequente, poderá ainda responder:

- À voz ou rosto de um familiar ou amigo;
- Ao som de música;
- À sensação ou toque de alguém familiar.

Necessidades físicas e psicológicas

Provavelmente vai precisar de ajuda com:

- Necessidades básicas como comer, tomar banho, usar a casa de banho ou andar;
- Comer regularmente e manter-se hidratado(a).

À medida que a demência progride

Poderá:

- Ter tendência para crises de mau humor porque se sente confuso(a) ou frustrado(a) devido à incapacidade de se expressar;
- Perder o controlo da bexiga ou o funcionamento intestinal;
- Ser incapaz de andar;
- Ser incapaz de falar;
- Ter dificuldade em engolir;
- Ficar mais suscetível a infeções como pneumonia ou outras doenças.

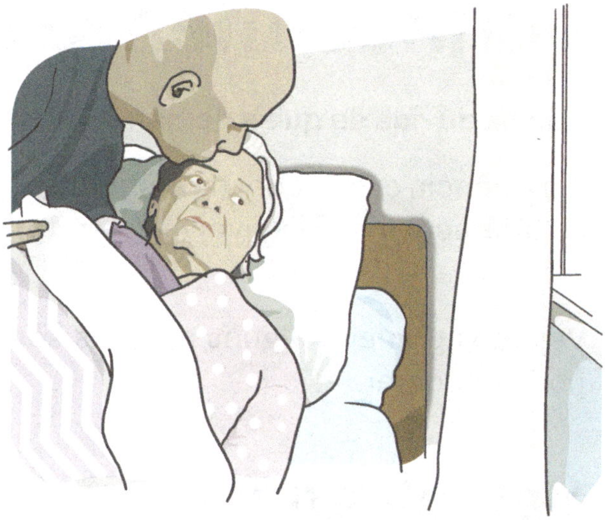

Independentemente da fase em que se encontra, **concentre-se naquilo que consegue fazer e não no que não consegue.** O crescimento é uma sequência na vida que não precisa de parar devido ao diagnóstico de demência.

Em qualquer mudança na vida, boa ou má, existe a oportunidade de largar os pensamentos e sentimentos que o (a) deitam abaixo e direcionar as suas energias para as coisas e as pessoas que lhe dão alegria. Tem uma realidade nova, não há como escapar. Mas com disposição para se ajustar, reconhecendo a sua situação atual, pode dar-lhe agora uma paz revigorada que o(a) vai surpreender.

"Procure sempre a semente do triunfo em cada adversidade."

– Og Mandino

As causas comuns da demência não são necessariamente do conhecimento comum

Não há dúvida de que a demência é um cliente exigente.

A demência evolui constantemente e, por conseguinte, controlar as alterações e desenvolver estratégias para lidar com ela vão ser cruciais.

Vejamos primeiro alguns aspetos semelhantes e diferentes que pode encontar.

Semelhanças

O que liga as pessoas com demência

Pode fazer um exame médico simples para determinar que a doença está a provocar os seus sintomas.

Vai precisar de uma série de exames que poderão incluir:

- Historial médico completo
- Exame físico exaustivo
- Análises ao sangue para avaliar problemas como a função da tiroide, os níveis de colesterol, os níveis de vitaminas e muito mais
- Testes cognitivos sob a forma de questionários
- TAC ao cérebro

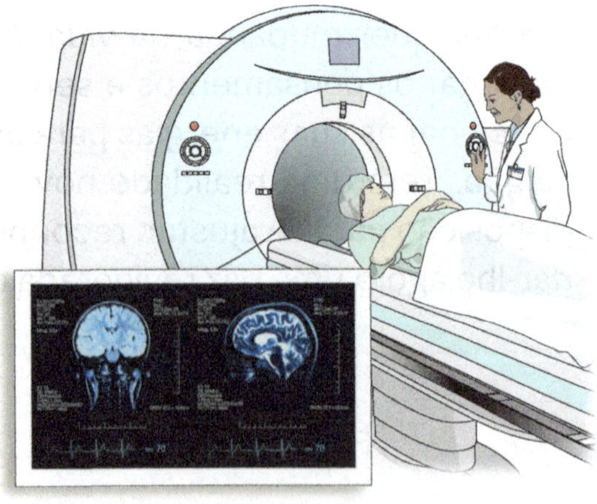

Com base nos resultados do teste, poderá depois ser encaminhado(a) para:

- Clínica da memória
- Divisão geriátrica do seu hospital
- Neurologista ou outros especialistas

Muitas das doenças apresentam os mesmos sintomas como perda de memória, desorientação, comportamento de confronto, apatia, problemas com expressão verbal e limitações físicas associadas. Este é um dos motivos pelos quais o processo de testes é tão exaustivo.

Poderão diagnosticar-lhe mais do que um tipo de demência. Por exemplo, se lhe diagnosticarem doença de Alzheimer e demência vascular, tem o que se chama "demência mista".

O seu tratamento visa diminuir os seus sintomas e evitar complicações. Um plano de tratamento abrangente incluirá recomendações de estimulação social, nutrição, exercício e medicamentos.

Poderá ter outras condições cognitivas ou físicas como sintomas parecidos ou complementares à demência. Estes serão abordados na próxima secção.

Existem fatores comuns de risco associados a diferentes formas de demência. Incluem: hipertensão, diabetes, inatividade física ou excesso de peso, depressão e contacto social limitado com outras pessoas.

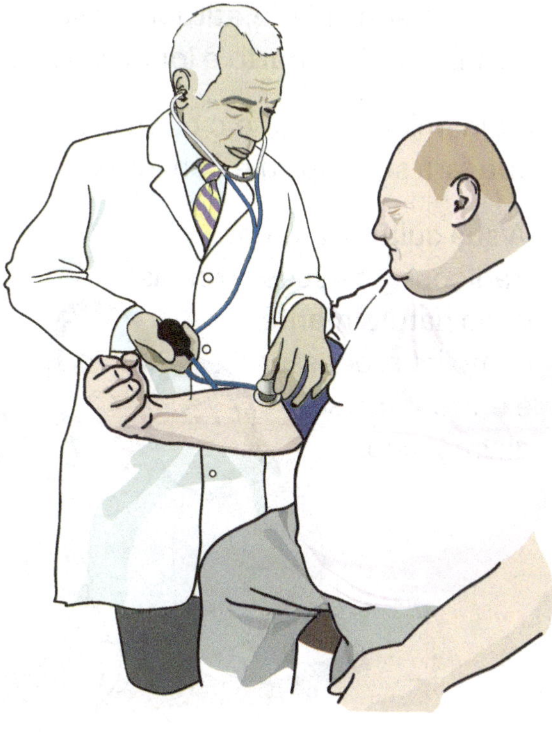

Diferenças

O que o(a) distingue enquanto pessoa com demência

Em que fase está atualmente e durante quanto tempo lá ficará até à próxima fase.

Quaisquer problemas médicos pré-existentes que devem ser considerados e que podem alterar o historial natural e o tratamento.

Medicamentos e suplementos que já possa estar a tomar. Quer evitar quaisquer combinações prejudiciais que possam provocar reações adversas.

Tratamentos cognitivos e físicos associados que esteja a fazer consoante o tipo de demência que tem.

Quaisquer escolhas de estilo de vida que faça sobre exercício, alimentos ou consumo de álcool.

A sua personalidade, atitude e disposição. Isto terá um grande impacto na sua reação a curto e longo prazo ao diagnóstico e tratamento.

A dinâmica familiar e o círculo social. Isto irá influenciar as decisões que fará sozinho(a) e com eles.

A sua cultura, as suas tradições e as suas crenças dirão naturalmente como irá processar e enfrentar o seu diagnóstico.

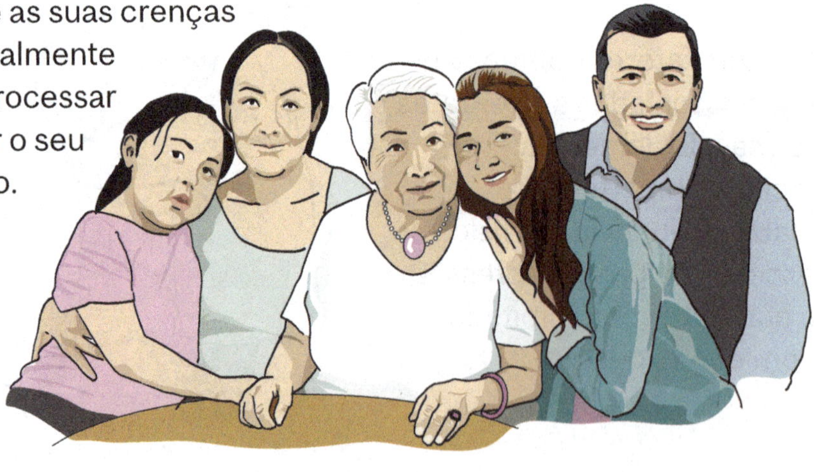

Doença de Alzheimer

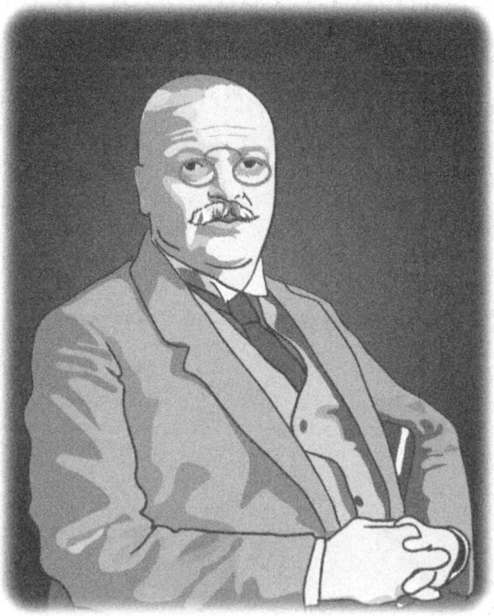

Dr Alois Alzheimer

"Um processo de doença peculiar e grave do córtex cerebral."

— Dr. Alois Alzheimer, 1906

Alguns médicos tornaram-se figuras históricas notáveis porque foram os primeiros a identificar uma doença. Deparando-se com um caso fora do comum, o Dr. Alzheimer ficou intrigado e passou mais de cinco anos a seguir e a observar de perto uma jovem que apresentava um declínio cognitivo progressivo e sintomas psicóticos.

Pediu posteriormente um estudo ao seu cérebro. Com um microscópico ótico, observou atrofia (diminuição) cerebral e dois depósitos pouco usuais designados de placas senis e emaranhados neurofibrilares, que se tornariam identificadores característicos da doença.

Poderá estar a pensar porque é que, mais de cem anos depois, é importante saber isto. Porque esse tempo deu-nos, e a si - um século de aprendizagem.

Eis o que sabemos

Asplacasseniseosemaranhadosneurofibrilaressãomaioritariamente feitos de proteínas agregadas ou modificadas, respetivamente beta-amiloide e tau. Estes núcleos interferem com a atividade normal do cérebro, como um garda redes e um defesa a bloquear o disco num jogo de hóquei, metem-se de propósito no caminho da sua memória e pensamento. Quando isso acontece, é uma indicação da doença a interferir com as células cerebrais saudáveis.

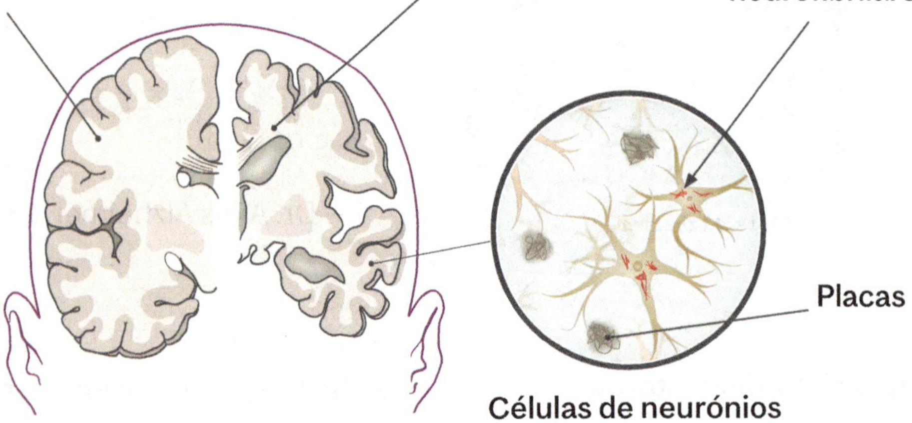

Apesar de muitas pessoas poderem achar que sim, a idade avançada não provoca a doença de Alzheimer. Em vez disso, afeta pessoas mais velhas a uma taxa mais elevada do que pessoas mais novas.

Poderá ter tido a doença de Alzheimer durante muitos anos antes de lhe ter sido diagnosticada. Muitos sintomas podem permanecer exteriormente latentes, ocorrendo no seu cérebro alterações prejudiciais de forma silenciosa.

Os sintomas variam de pessoa para pessoa, mas normalmente os primeiros sinais são algum tipo de perda de memória ou reações inconvenientes. Poderá ter atribuído isto ao processo natural de envelhecimento ou simplesmente não ter reagido, provavelmente mais vezes do que gosta de admitir.

As respostas típicas que tendem a ocorrer e que podem indicar doença de Alzheimer incluem:

"Estou a ter «um dia difícil», todos temos."

— Depois de o seu filho lhe dizer que se queixou três vezes sobre uma inundação na garagem numa só tarde.

"Agora não sei quem roubou o dinheiro! Ficarias tão frustrado quanto eu!"

— Depois de ter descoberto que o ladrão estava na televisão porque se esqueceu que estava a ver um programa e protestou com o(a) seu(sua) cuidador(a).

"Não quero ir. Estou cansado(a). Não temos de fazer um grande alarido sobre isso."

— Depois de ter esperado impacientemente durante três semanas pela sua reserva no seu restaurante preferido.

Há outros fatores que podem contribuir para o desenvolvimento da doença de Alzheimer. Incluem:

- Pressão arterial elevada
- Historial familiar de demência
- Inatividade física
- Obesidade
- Fumar
- Consumo excessivo de álcool
- Diabetes

Assim que começar a notar algumas alterações subtis (ou alguém no seu círculo social fizer essa observação), a doença de Alzheimer poderá continuar a alterar a sua memória, pensamento, comportamento e emoções. Nas fases avançadas, poderá progredir e afetar também vários controlos físicos do seu corpo.

Dito isto, é importante viver o presente. É aí que as linhas da comunicação aberta e da bondade tendem a florescer.

Demência vascular

A demência vascular é a segunda forma mais comum de demência, representando 30% dos casos.

O cérebro precisa de ser constantemente irrigado por uma quantidade suficiente de sangue. Sabia que o cérebro requer atualmente cerca de 15-20% do sangue que viaja por todo o corpo? Esta circulação fornece ao cérebro nutrientes vitais e oxigénio, removendo até os resíduos de que já não precisa. Quando esta corrente sanguínea abranda ou é interrompida, o córtex cerebral fica danificado e as células cerebrais morrem.

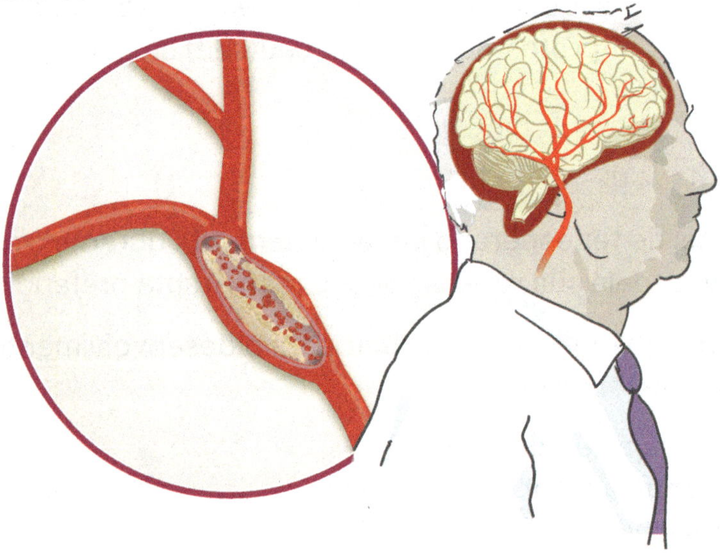

Eis o que sabemos

Embora não se limite a isto, a principal causa da interrupção da corrente sanguínea ao cérebro é um acidente vascular cerebral (AVC) ou uma série de AVCs mais pequenos. No entanto, é importante saber que se teve um AVC não significa automaticamente que vai desenvolver demência.

A demência vascular é como um cano entupido no lavatório da sua cozinha. Com o passar do tempo, as partículas dos alimentos ficam presas nos tubos. Quando esses alimentos ficam encravados à volta, vai reparar que a água escorre devagar ou não escorre de todo.

Poderá quase não notar que teve um pequeno AVC ou até alguns deles. Outro termo que pode ouvir é demência por multienfartes (DM). Isto acontece quando uma série de AVC se acumula e bloqueia a corrente sanguínea a partes particulares do cérebro. Imagine uma bola de neve descontrolada. Vai ficando cada vez maior à medida que escorrega pela montanha abaixo, juntando-se a isso perda de memória, confusão, alterações da personalidade e outros sintomas de demência.

Como um AVC é frequentemente um precursor da demência vascular, este tipo de demência pode muitas vezes ser rapidamente diagnosticado pois as alterações nas capacidades cognitivas são logo observadas.

Tanto a doença de Alzheimer como a demência vascular podem desenvolver-se gradualmente ao longo do tempo, mas a demência vascular pode também surgir de repente e manifestar-se com sintomas ligeiros a graves.

Há outros fatores que podem contribuir para o desenvolvimento da demência vascular. Incluem:

- Historial de ataque cardíaco
- Fibrilação atrial: Frequência cardíaca irregular ou invulgarmente rápida
- Pressão arterial elevada
- Diabetes
- Colesterol elevado
- Obesidade
- Aterosclerose: Artérias que ficaram grossas, rígidas e duras com o tempo, restringindo assim a corrente sanguínea
- Fumar

Embora a demência vascular piore ao longo do tempo, existem tratamentos, incluindo medicamentos, que podem ajudar a evitar AVCs futuros e, assim, danos adicionais ao cérebro. Poderá também usufruir de terapias físicas, ocupacionais e da fala para melhorar as condições físicas como as tonturas, fraqueza nas pernas ou braços, tremores ou discurso incoerente.

Demência de corpos de Lewy (DLB)

Conheça o distinto Dr. Friedrich Lewy, o homónimo deste tipo particular de demência.

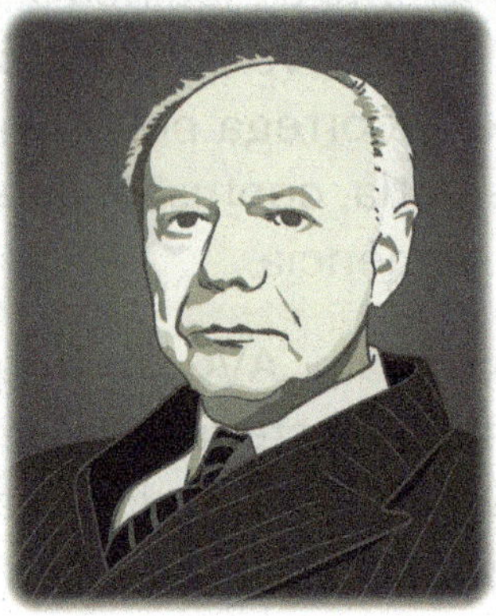

Dr Friedrich Lewy, 1949

Na sua investigação, foi o primeiro a descobrir "corpos de inclusão". Basicamente, as proteínas designadas alfa-sinucleína procuram-se umas às outras e ficam juntas formando núcleos nas suas células cerebrais. Estas estruturas invasivas interferem com o funcionamento normal do cérebro.

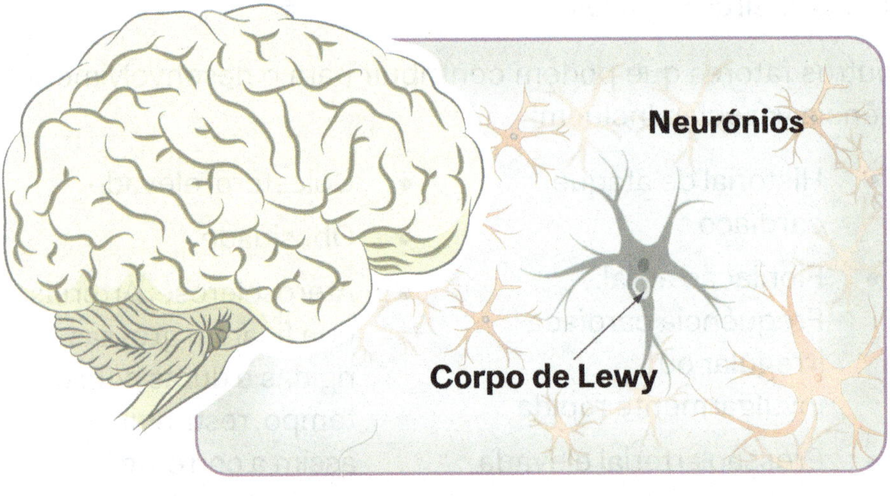

Sabe que em cada grupo de amigos, há um envergonhado, um tagarela, um muito direto. Bem, os corpos de Lewy são o manda-chuva. É aquele que conhece toda a gente, é amigável e fala com todos na festa. É por isso que os corpos de Lewy estão intimamente ligados a outras doenças. Também gosta de manter um ar de mistério. Os cientistas sabem menos sobre esta forma de demência do que sobre as outras.

Eis o que sabemos

Os corpos de Lewy talvez sejam a forma mais complexa de demência pois incorporam muitos dos sintomas vistos noutros problemas de saúde, nomeadamente os défices cognitivos da doença de Alzheimer, bem como as capacidades motoras diminuídas associadas à doença de Parkinson. Isto pode ser especialmente difícil de gerir.

Existem dois tipos: **Demência de corpos de Lewy (DLB) e demência da doença de Parkinson.** Embora sejam problemas diferentes, estão biologicamente relacionados e exibem os mesmos tipos de alterações no cérebro à medida que a demência progride.

Dado que os corpos de Lewy imitam tão bem outros sintomas, poderá ser difícil obter um diagnóstico definitivo. Inicialmente, pode-se pensar que é Alzheimer ou qualquer outro distúrbio psiquiátrico.

Os corpos de Lewy partilham muitos dos sintomas de outras demências já indicadas. No entanto, existem alguns sintomas que os tornam diferente. Incluem:

Alucinações visuais recorrentes que aparecem na fase inicial do seu diagnóstico. Estas falsas perceções são normalmente muito vívidas e pormenorizadas. Estas ilusões podem também manifestar-se sob a forma de sensações físicas (audição, cheiro ou sentir coisas que não se encontram presentes).

Flutuações na atenção e concentração. Os níveis de consciência podem ir e vir ao longo do dia. Poderá parecer constantemente sonolento ou ficar a olhar para o ar durante longos períodos.

Capacidades cognitivas reduzidas como a resolução de problemas ou competências organizacionais que variam de dia para dia ou até de hora para hora. Isto faz com que seja mais difícil de acompanhar o progresso da demência.

Maiores problemas visuais e espaciais. É a forma como processamos o que vemos à nossa volta e os espaços e tamanhos de onde estamos. Poderá lutar para se orientar ao andar num quarto ou no exterior.

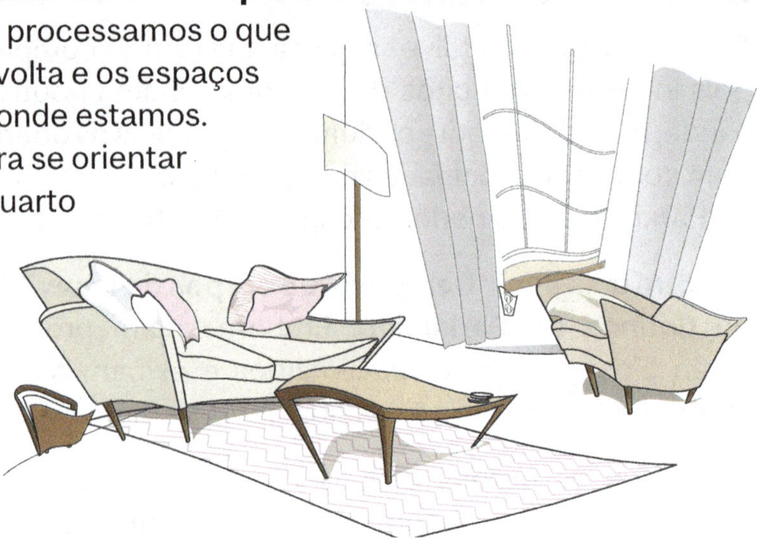

Poderá ter distúrbio de comportamento do sono durante o movimento rápido dos olhos (REM). Os seus sonhos parecem ser tão realistas que os representa ou fala alto enquanto está a dormir. Este é dos motivos por que se sente tão cansado durante o dia.

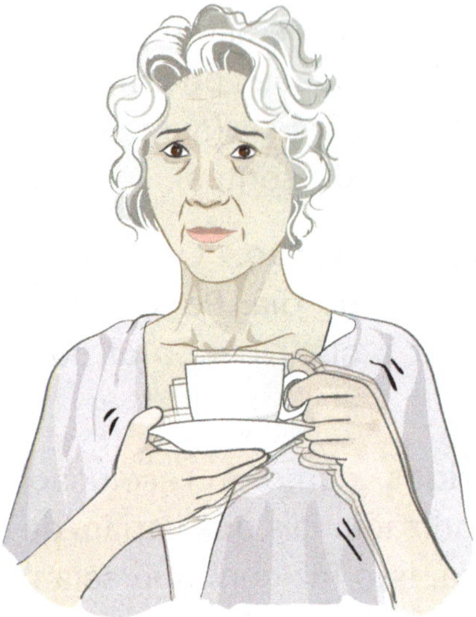

Distúrbios do movimento. É aqui que entram sintomas associados à doença de Parkinson. Poderá começar a deslocar-se mais lentamente ou a ter tremores ou contrações, músculos rígidos ou começar a arrastar os pés ao andar. Estes sintomas físicos aumentam o risco de tonturas ou quedas.

Sentir-se abatido(a) ou apático(a). Será difícil voltar a ter o seu sentido de motivação quando os seus sintomas estão em pleno desenvolvimento. Esta indiferença poderá parecer depressão.

Dada a grande amplitude de sintomas associados aos corpos de Lewy, os tratamentos complementares incluem frequentemente:

- Fisioterapia e terapia ocupacional para ajudar com problemas de movimento e identificar soluções viáveis às necessidades diárias como tomar banho e comer;
- Terapia da fala para ajuda a falar e engolir. Estes tipos de exercícios vão ajudá-lo(a) a reforçar e controlar os músculos à volta;
- Dada a intensidade considerável do diagnóstico dos corpos de Lewy, a participação em atividade física, artes ou música é fortemente recomendada para ajuda a reduzir o stress e a ansiedade.

Na mesma perspetiva, encoraja-se o apoio psicológico tanto para a pessoa com corpos de Lewy como para os familiares.

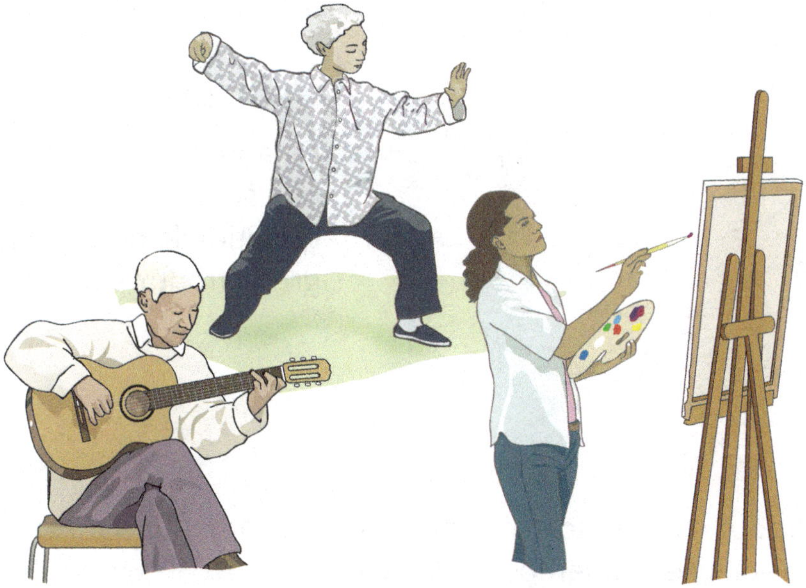

Encontrar o equilíbrio certo de tratamento para uma pessoa com corpos de Lewy requer uma maior vigilância. Alguns medicamentos antipsicótico usados para tratar alucinações e ilusões poderão ter um efeito adverso nas competências motoras de algumas pessoas. Como será natural, o seu médico vai tratar os seus sintomas mais graves primeiro e desenvolver a partir daí.

Demência frontotemporal (DFT)

Linha da frente, primeiro da classe, precursor, frente unida. De certa forma, todos estes conceitos derivam dos lobos frontais e temporais do seu cérebro.

O seu cérebro pode ser equiparado a um local de trabalho. Cada pessoa no departamento tem uma descrição das funções que definem as tarefas a realizar. É claro que para que um sistema integrado funcione corretamente, vários departamentos têm também de se sobrepor e participar em reuniões com comunicação aberta e contínua. Tudo isto é feito na esperança de alcançar o objetivo comum de eficácia e produtividade. Vejamos de uma forma muito breve estes dois departamentos interligados existentes no seu cérebro

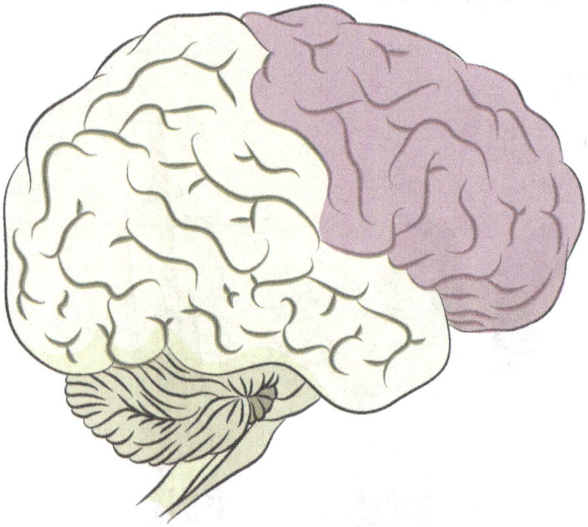

Frontal

Estando o maior lobo na sede do cérebro, a quantidade de trabalho do grupo frontal é expansiva:

- Produz o discurso e a linguagem. Basicamente, ajuda a pôr os seus pensamentos em palavras;
- Coordena o movimento como andar ou usar os braços;
- Ajuda a gerar e manter memórias a longo prazo;
- Forma as principais características da sua personalidade; por outras palavras, molda-o(a) e à forma como se movimenta no mundo;

- Governa a empatia, a sensibilidade e a compaixão pelos outros;
- Controla os seus impulsos, o comportamento social adequado e as capacidades sólidas de tomada de decisões;
- Mantém-no(a) estruturado aplicando competências de planeamento, resolução de problemas, raciocínio, avaliação e concentração.

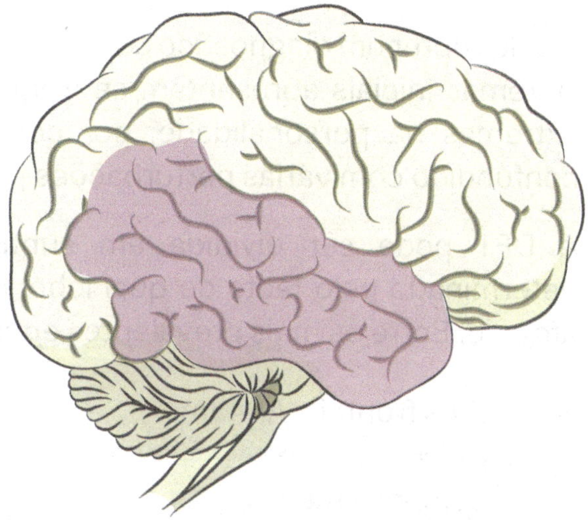

Temporal

Aqui, a atribuição da tarefa pode ser dividida em três grandes secções:

- Interpreta e filtra os sons que a pessoa ouve, a memórias que tem e as emoções que sente, e dá um significado a tudo isso;
- Usa uma componente visual para tornar possível o reconhecimento de objetos e pessoas;
- Compreende a natureza simbólica da linguagem e transmite significado para que seja compreensível e possa ser partilhada.

Qualquer dano a estas funções sob a forma de demência frontotemporal representa aproximadamente 10% dos casos, embora seja um dos tipos de demência menos conhecidos. É membro da família mais alargada de degeneração lobar frontotemporal (FTLD). Aqui, os lobos frontal e temporal do cérebro são afetados num processo com duas fases. À medida que os neurónios morrem nestas zonas, os lobos atrofiam (ou encolhem). Localizado perto da testa, por cima dos olhos e acima das orelhas, as alterações no discurso, personalidade, comportamento, controlo e impulsos e coordenação são normalmente os primeiros sintomas.

Eis o que sabemos

A demência frontotemporal (DFT) afeta frequentemente pessoas numa idade mais precoce do que é geralmente associado à doença de Alzheimer, demência vascular ou corpos de Lewy. Na verdade, a DFT é a forma mais comum de demência nas pessoas com menos de 60 anos.

É difícil obter um diagnóstico conclusivo de DFT pela primeira vez. Os sintomas iniciais apresentam-se frequentemente como alterações extremas na personalidade; por conseguinte, é frequentemente confundido com várias perturbações psicológicas ou psiquiátricas.

A DFT pode ser dividida em subtipos. Isto é principalmente determinado pelo facto de qual lobo, frontal ou temporal, é o mais afetado. Entre os mais prevalentes encontram-se:

- Lobos frontais: Afetam a personalidade e o comportamento, nomeadamente a **variante comportamental da demência frontotemporal (bvFTD)**
- Lobos temporais: Afetam as competências de linguagem (dificuldades em encontrar palavras), nomeadamente **afasia primária progressiva (APP)**

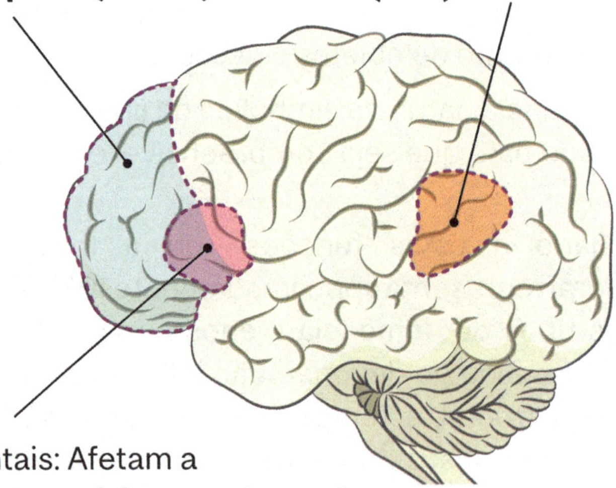

- Lobos frontais: Afetam a capacidade para falar corretamente, tal como com gramática ou pronúncia (afasia progressiva não-fluente) ou afetam o conhecimento factual e o significado das palavras **(demência semântica)**

Como indicado anteriormente, a demência pode acontecer a qualquer pessoa, mas a DFT parece ter uma maior predisposição genética, o que indica que o historial familiar poderá desempenhar um papel importante nesta classificação particular.

Ao contrário da doença de Alzheimer, a sua memória fica quase intocada nas primeiras fases da DFT. Isto acontece porque o dano ocorre nestas zonas específicas do cérebro.

Embora a DFT partilhe muitos dos sintomas de demência previamente mencionados, alguns particularmente destacados são:

- Redução da destreza ou mobilidade para coisas que requerem movimentos sequenciais, como tocar um instrumento ou dançar;
- Diminuição da capacidade para falar, compreender a linguagem ou conversar de uma forma que faça sentido;
- Redução da aprendizagem e capacidade para planear eficazmente;
- Oscilações de humor flutuantes desde estados de comportamento social impetuoso a inquietação e tédio;
- Mudança descendente num apetite saudável, beber água suficiente ou rotina de higiene pessoal.

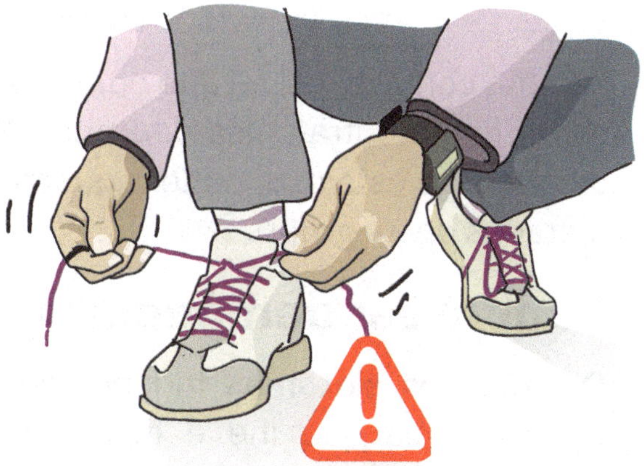

Após o diagnóstico inicial, a medicação e os tratamentos de terapia associados (ocupacional, físicos, fala, vocacionais) concentram-se em ajudá-lo(a) a manter e voltar a ganhar a máxima funcionalidade possível. O diagnóstico precoce é fundamental. Depois, comprometer-se com um estilo de vida que foca todas as coisas boas que consegue "melhorar" - nutrição, relações construtivas, mobilidade reforçada e exercícios cognitivos práticos - é uma abordagem para um novo início.

Demência Precoce

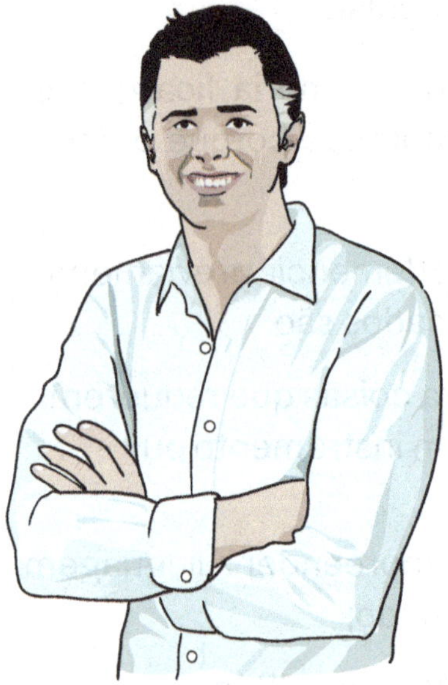

Aquele ponto da sua vida em que a carreira e a família são o mais importante, em que a auto-consciencialização o(a) faz tomar as decisões e em que já ultrapassou a angústia dos vinte anos, é uma fase muito bem-vinda na sua vida.

Existe uma liberdade inerente que chega com isso também; uma liberdade que não tem pensamentos de doenças crónicas, especialmente um que visa pessoas muito mais velhas. Eu não, não hoje.

Esta forma de demência, contudo, poderá afetá-lo antes de chegar aos 65. É rara, representando em média aproximadamente 3% de todos os casos.

É então compreensível que confunda quaisquer sintomas que possa sentir como outra coisa diferente. No entanto, ao enfrentar a ideia de que algo está mal, poderá questionar-se se está entre os poucos afetados deste grupo.

Poderá ser demência precoce?

Os mesmos sintomas Independentemente da doença da família de demência que lhe é diagnosticada, seja Alzheimer, vascular, frontotemporal ou corpos de Lewy, a única coisa que o(a) diferencia é a sua idade. Pode consultar as secções anteriores sobre demência para aprender mais sobre os sintomas relevantes e as fases.

Diagnóstico tardio. A sua idade poderá de facto atrasar a obtenção de um diagnóstico exato visto ser muito incomum. Poderá ter de passar por diferentes tipos de testes ou consultas para restringir a causa dos seus sintomas. As alternativas possíveis que o seu médico poderá procurar são problemas relacionados com stress, menopausa, preocupações psicológicas ou um historial genético específico.

O que deve fazer

- Mantenha ou comece um estilo de vida saudável que inclua uma boa nutrição, exercício e um sono descansado.
- Continue a fazer as coisas de que gosta - passeios de um dia, projetos de bricolage, jardinagem, pintura, artesanato, etc. - para o(a) ajudar a manter a sua independência e qualidade de vida.
- Aceite ajuda de amigos e familiares - diga sim.
- Procure recursos externos como grupos de pares ou fóruns (presenciais ou online), terapeutas, treinadores especializados, grupos de interesse ou orientadores de carreiras para desenvolver um sistema sólido de apoio. Isto pode ajudar a reduzir a sua ansiedade e a expandir as suas competências para lidar com a situação.

Mantenha as linhas de comunicação abertas

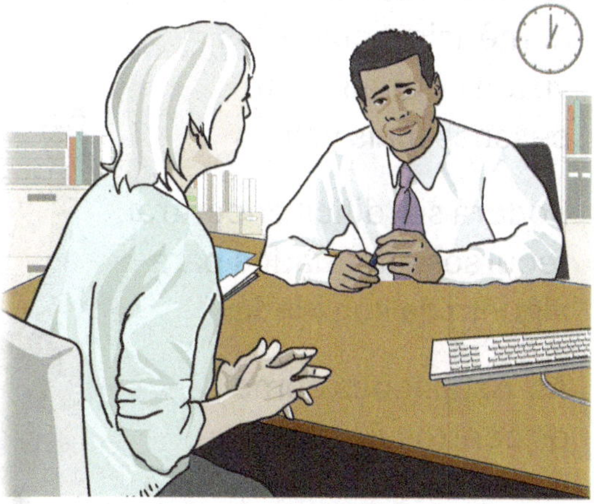

- Fale com a sua entidade patronal para explicar a sua situação e discuta alternativas possíveis às suas tarefas e horário.
- Fale com um contabilista, uma vez que o seu rendimento poderá ficar afetado. Os principais assuntos a discutir incluem a sua hipoteca, carro, cartão de crédito e pagamento de serviços, fundos de reforma e muito mais.
- Fale com agências provinciais e federais para descobrir que tipo de apoio financeiro se encontra disponível para si, tais como subsídios de emprego e invalidez.
- Fale com os seus filhos para os ajudar a compreender as alterações para as quais já se devem ter questionado e alerte-os para o que verão no futuro. Existem livros disponíveis para o(a) ajudar a abordar estes assuntos numa linguagem apropriada à idade. Estarem conscientes do que vai acontecer, vai ajudá-los a sentir-se mais seguros e reduzir a sua ansiedade.

- Fale com o(a) seu(sua) companheiro(a) ou esposo (a) sobre a forma como as coisas vão mudar na vossa relação. Encoraje-os a procurar ajuda externa para lidarem com as suas próprias emoções e problemas.
- Fale com especialistas como terapeutas físicos para ajuda com a força e o equilíbrio ou com terapeutas ocupacionais que lhe indiquem estratégias para manter as habilidades essenciais, frequentemente designadas atividades da vida diária. Incorporar esses especialistas formados na sua rotina de tratamento poderá ter um efeito visivelmente calmante para todas as pessoas envolvidas. Vai parecer que está a assumir o controlo dos aspetos particulares da sua demência

Desafios únicos que poderá enfrentar

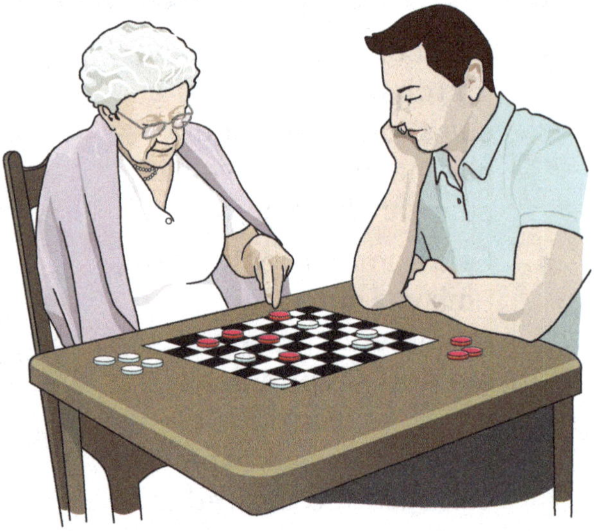

Os programas relacionados com demência e cuidados visam normalmente pessoas mais velhas.

Poderá ser difícil encontrar recursos adequados para alguém da sua idade.

As instalações como os centros de dia ou residências de cuidados a longo prazo poderão estar além da sua zona de conforto, sendo os serviços e atividades que oferecem orientados para as necessidades e expectativas convencionais de pessoas mais velhas.

Aperceba-se de que nada é culpa sua

Sim, é perfeitamente natural chorar por coisas que costumava fazer sem pensar duas vezes ou pelas coisas que planeou fazer, mas pode ajudar concentrar-se naquilo que pode fazer e com quem pode fazê-lo, apercebendo-se de que algumas atividades ainda estão ao seu alcance.

Torne-se numa enciclopédia da demência

Rodeie-se de amigos e familiares solidários que o(a) possam ajudar a organizar todas as informações sobre demência. Certifique-se de que recorre a fontes exatas, profissionais e de primaira mão.

Não é você, são eles

Poderá descobrir que a diferença que a demência precoce faz na sua vida, fará com que alguns dos seus pares o(a) tratem de forma diferente. Os amigos, especialmente aqueles com quem partilhou atividades desportivas, poderão deixar de aparecer aos poucos. O telefone poderá não tocar tão frequentemente como costumava tocar. Por outro lado, também descobrirá que quem se mantinha na linha da frente continua investido na sua relação e consigo.

Por vezes é difícil lidar com as emoções contraditórias que possa sentir sobre este impasse imprevisto. Não lhe leva nenhum dos seus momentos partilhados nem os risos do passado; simplesmente os coloca, hoje, em perspetiva.

Eis aqui três pessoas que compreendem e o dizem melhor do que nós ao referenciar essas amizades:

> "Nada a dizer. Estou demasiado ocupada a viver a melhor vida que posso, com amigos fantásticos que ficaram ao meu lado para partilhar isto comigo."
>
> — Gemma C.

> "Costumava ter saudades tuas, mas agora nem sequer te reconheceria ou a mim. Ambas mudámos e a vida é assim. Tenho pessoas que entendem o meu sofrimento e ainda dizem «vem sempre que quiseres». Veem a minha ansiedade e tentam afastar o que está a provocar isso. Obrigado por saírem para eu poder crescer."
>
> — Roxy R.

> "Perdoar-te é o meu presente para ti; continuar é o meu presente para mim."
>
> — Desconhecido

Outras condições associadas

Défice Cognitivo Subjetivo (DCS)

Ninguém o(a) conhece melhor do que você mesmo(a). Todos acreditamos nisso. É o(a) único(a) que acha que está a passar um dia de cabelo ruim ou que o vermelho não é a sua cor. Isto vai mais longe na questão de saber o que o(a) faz feliz ou em definir para si o que significa realmente ter sucesso. Também implica acreditar na sua intuição. Por isso, quando começa a sentir que algo está errado há já algum tempo, tende a ouvir o seu próprio instinto e quer saber o que se passa.

Poderá ser défice cognitivo subjetivo?

Está tudo nos olhos de quem vê. O DCS é assim designado porque é baseado no seus sentimentos e observações que não consegue pensar tão claramente, lembrar-se de nomes ou palavras tão rapidamente ou planear tão decididamente como costumava fazer.

Como esta condição não pode ser fundamentada por exames médicos, é considerada "autoavaliada." Existe um grande debate no mundo da investigação sobre se o DCS é um precursor do défice cognitivo ligeiro e, depois, da demência. Há quem pense que existe uma ligação com as alterações definitivas na atividade cerebral que levam a essas condições, enquanto outros consideram ser uma "condição benigna associada ao envelhecimento normal."

Existem alguns fatores de risco associados ao DCS:

- Pressão arterial elevada
- Diabetes
- Inatividade física
- Falta de atividades mentalmente exigentes
- Falta de contacto social
- Problemas de audição sem acompanhamento
- Depressão

O que pode fazer para ajudar a tratar o DCS holisticamente

Trate-se. Se incorrer em algum dos fatores de risco acima indicados, faça mudanças em casa e consulte o seu médico.

Tome a sua medicação conforme prescrita. Isto destina-se a ajudá-lo(a) a regular os problemas de saúde associados, como a hipertensão. Pode também comprar um monitor caseiro para mediar a sua tensão arterial regularmente.

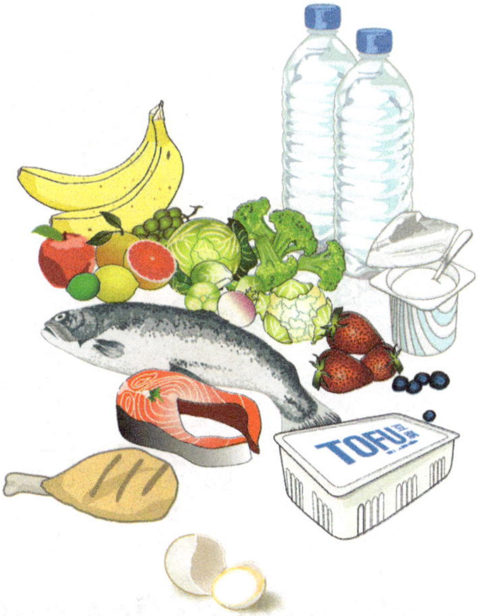

Faça exercício, coma mais proteínas magras, fruta e legumes, beba muita água e durma o suficiente para rejuvenescer por dentro e por fora.

Faça um esforço para encontrar-se com amigos e passar tempo de qualidade com eles.

Faça jogos, assista a concursos na televisão ou faça puzzles para divertir e exercitar o cérebro.

Muitas coisas podem ser atribuídas às suas falhas intermitentes de memória: o envelhecimento normal, stresses da vida, cansaço, falta de vitaminas ou ter sempre muitas tarefas para fazer ao mesmo tempo. Se for este o caso, pare e pense como pode fazer alterações simples ao estilo de vida.

Défice Cognitivo Ligeiro (DCL)

Uma dor de cabeça ligeira. Um inverno ameno. Um pequeno desentendimento. No geral, não é muito mau. Mesmo assim, poderá ficar curioso(a) quanto à tendência que desenvolveu recentemente para se esquecer de lugares ou nomes. À semelhança de toda a gente, está a acontecer muita coisa na sua vida, por isso não é de admirar. É muito típico de alguém que faz muitas tarefas habitualmente equilibrar várias coisas ao mesmo tempo ao longo de um dado dia. No entanto, quando não consegue fazer com que o seu cérebro se habitue à nova atualização do software no trabalho, apesar das sessões de formação de grupo e individuais, a curiosidade poderá passar para uma ligeira suspeita.

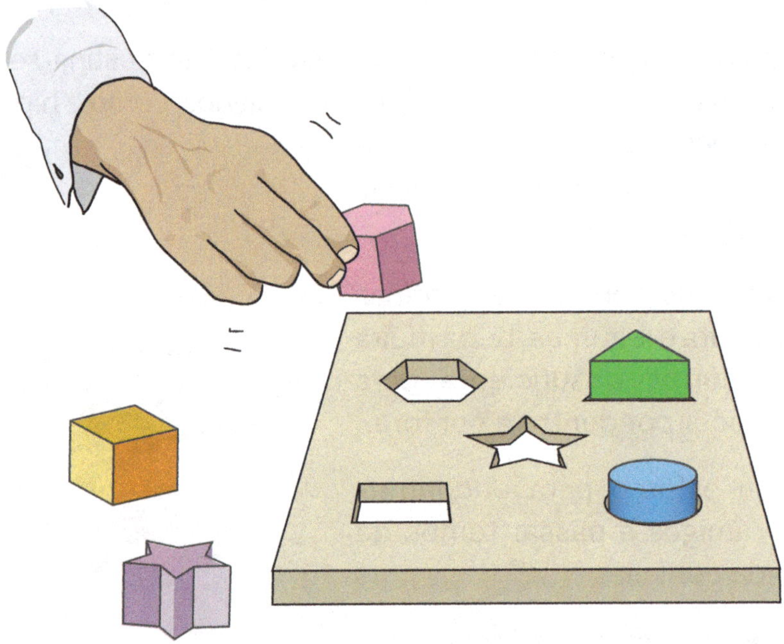

Poderá ser défice cognitivo ligeiro?

Um nome por qualquer outro nome: Tal como sugere, os sintomas do défice cognitivo ligeiro (DCL) são por natureza leves e não devem impedi-lo(a) de executar as suas atividades diárias, incluindo o trabalho, nem a sua capacidade para viver uma vida independente. São, de facto, boas notícias.

Foram identificados dois subtipos de défice cognitivo ligeiro

Embora ambos comprometam as suas capacidades de pensamento, divergem nas áreas que afetam:

O défice cognitivo ligeiro amnésico é o mais comum e manifesta-se principalmente como perda de memória, como esquecer-se dos planos para o almoço com um colega ou procurar o nome do seu vizinho quando começa a conversar com ele do outro lado da vedação.

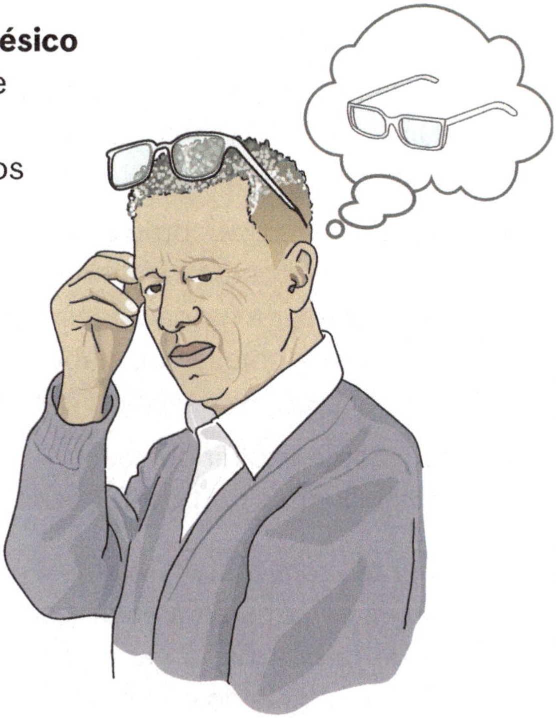

O défice cognitivo ligeiro não amnésico, por outro lado, é quando as suas capacidades de aprendizagem, organização, raciocínio ou opinião são de alguma forma desafiadas.

Por exemplo:

- Perder o fio à meada durante uma conversa - *"O que estava a dizer?"*
- Procurar a palavra certa para expressar o que quer - *"O que quero dizer ...é..."*
- Distrair-se facilmen-e - *"Desculpe, estava a dizer?"*
- Levar mais tempo a realizar as tarefas diári-s - *"Certo, onde é que eu ia?"*
- Ter mau discernimento em situações laborais ou socia-s - *"Sei que é uma reunião de trabalho, mas por que não nos podemos abraçar?"*

Poderá ter um ou outros, ou ambos os subtipos a diferentes níveis.

Se já leu a secção sobre o défice cognitivo subjetivo (DCS) e se questiona sobre as diferenças destas condições, o DCL pode ser avaliado e diagnosticado pelo seu médico através de uma série de exames médicos e cognitivos. Um único exame não consegue detetar DCL. Estes podem incluir:

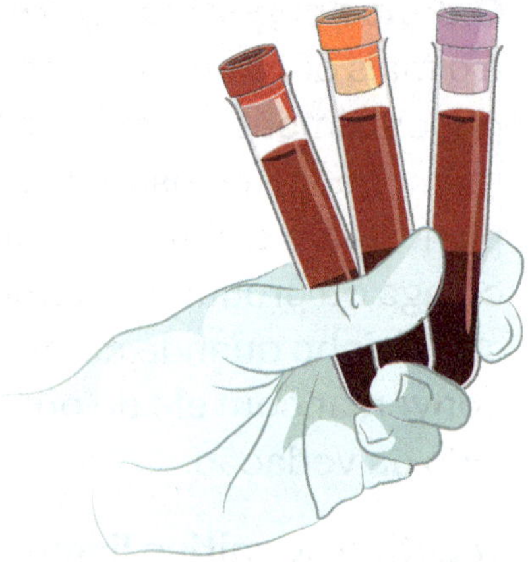

- Testes cognitivos para avaliar as competências de raciocínio, planeamento e resolução de problemas
- Exames médicos como a medição da tensão e testes sanguíneos para verificar a função da tiroide, os níveis de colesterol, diabetes e carências ou excessos de vitaminas
- bem como excluir outras possibilidades como infeções

Juntamente com estes exames, o diálogo e a observação são indicadores eficazes para estabelecer DCL. Se tem estado com o seu médico de família há já vários anos, este poderá observar algumas alterações recentes ao comportamento. Independentemente de já ter uma relação ou de ser a sua primeira consulta a um novo médico, irão ver notas anteriores na sua ficha e pedir-lhe que dê exemplos concretos de como se sente diferente de antes. Se alguém o(a) acompanhar à consulta, poderão também perguntar a essa pessoa as mudanças que tem observado. A discussão poderá incluir tópicos como:

- Problemas de saúde preexistentes e impacto atual
- Toda a medicação que toma (prescrita, não prescrita e suplementos)
- Momentos de consumo de substâncias (álcool, canábis, comprimidos para dormir, medicamentos para as dores)
- Capacidade para gerir as atividades diárias
- Oscilações de humor atípicas
- Lapsos de memória, linguagem e reconhecimento

Com tudo isto, o seu médico determinará se o DCL é de facto um problema e se uma causa subjacente faz com que seja tratável.

Existem alguns fatores de risco associados ao DCL:

- Pressão arterial elevada
- Inatividade física
- Depressão
- Falta de contacto social

O que pode fazer para ajudar a tratar o DCL holisticamente

- Adote um estilo de vida mais saudável, incluindo um sono descansado, exercício e uma dieta rica em fruta, legumes e proteínas magras.
- Participe em atividades ou passatempos que envolvam outras pessoas.
- Faça atividades que o(a) estimulem mentalmente: ler, fazer puzzles, etc.
- Examine o que está à sua volta e faça as alterações necessárias para tornar a sua vida mais fácil, mais controlável e menos stressante.

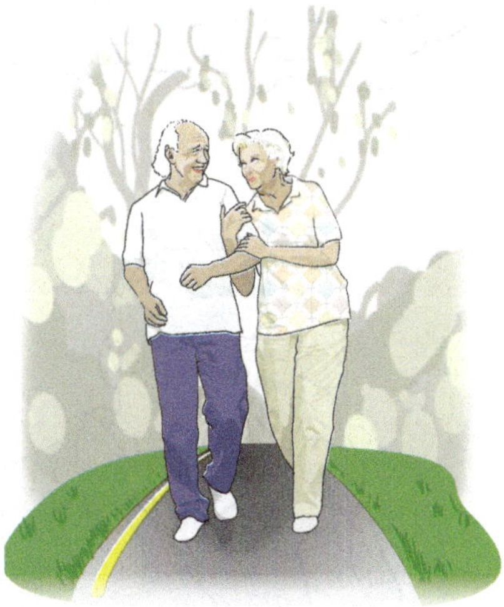

O DCL poderá mudar com o tempo

Não sabemos exatamente o que provoca o DCL, mas os investigadores acreditam que possa estar ligado às mesmas alterações no cérebro que provocam a doença de Alzheimer e outros tipos de demência.

Ou seja, o DCL nem sempre leva à demência. Poderá ficar constante ou até melhorar com o tempo. É essencial fazer um check-up anual com o seu médico para acompanhar as alterações. É importante observar que apenas uma pequena percentagem das pessoas com DCL, aproximadamente 10-15%, desenvolvem demência.

Depressão

A abordagem dos verdadeiros problemas em torno da saúde mental tem melhorado muito ultimamente. Devido a um esforço concertado das associações, profissionais de saúde e meios de comunicação, existe uma vontade de ser mais comunicativo e aberto sobre este tópico. Toda a gente beneficia com esta nova transparência.

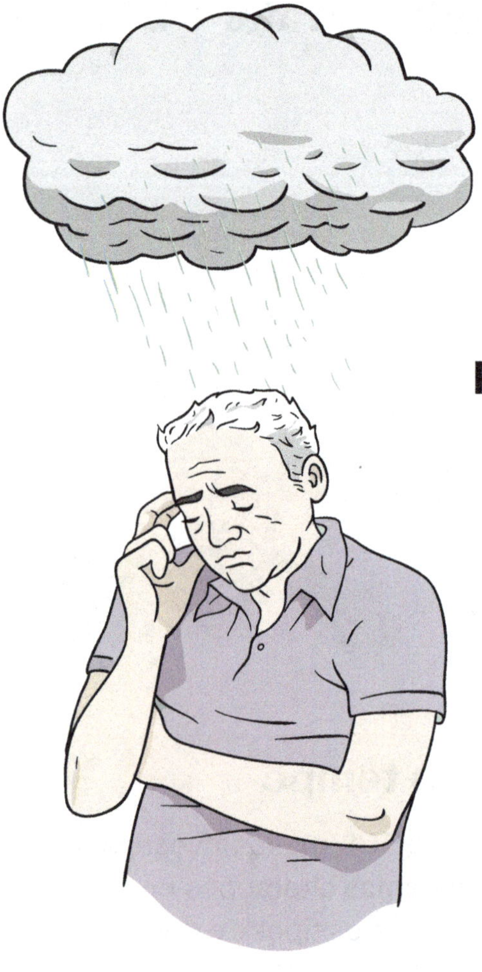

É essencial diferenciar um fluxo e refluxo normal de emoções que todos sentem versus um estado mais frequente de apatia e indiferença que parece não desaparecer..

Poderá ser depressão?

As pessoas deprimidas poderão ter sintomas parecidos com demência, enquanto as pessoas com demência poderão parecer deprimidas.

O primeiro passo é ir a um médico para ser avaliado, bem como para descartar quaisquer outras causas possíveis dos seus sintomas, como a função da tiroide.

A depressão é classificada como um distúrbio do humor e é normalmente caracterizada por estes sintomas crónicos:

- Períodos prolongados de tristeza ao longo do dia
- Indiferença por atividades que apreciava anteriormente
- Alterações no apetite resultando em ganho ou perda de peso
- Padrões irregulares de sono Inquietação ou irritabilidade
- Sentimentos de ansiedade
- Sentimentos de inutilidade
- Dificuldade em pensar ou tomar decisões

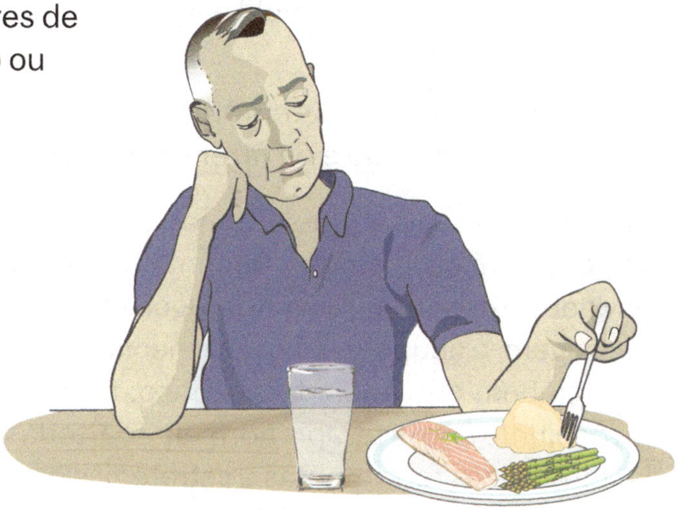

Fisicamente, poderá sentir:

- Dores de cabeça
- Fadiga
- Dores
- Problemas digestivos ou alterações no apetite
- Insónia ou padrões irregulares de sono

Esta combinação de sintomas da mente e do corpo é considerada depressão em pessoas com demência. É grave quando começa a interferir com as suas atividades e responsabilidades diárias, bem como com as suas relações.

Tratamento

Tratar a depressão em pessoas com demência poderá incluir antidepressivos. O seu médico receitará algo que não terá efeitos indesejáveis com outros medicamentos que já esteja a tomar.

A psicoterapia também poderá ser benéfica como forma de expressar todos esses sentimentos. A confidencialidade entre o médico e o paciente oferece-lhe uma plataforma para ser completamente aberto(a) e honesto(a).

A combinação dos dois tem frequentemente o efeito desejado de melhorar a depressão e de fazer com que se sinta melhor.

O mundo da terapia abriu-se a uma variedade de abordagens, incluindo a psicodinâmica, a comportamental, a cognitiva e a humanística. Na verdade, existem algumas categorias não convencionais como a massagem, a acupuntura e as especialidades auxiliadas por animais que também dão apoio terapêutico. Podem aplicar-se sozinhas ou em conjunto com a terapia normalizada, todas elas com a intenção de lhe fornecer as ferramentas e estratégias para gerir os seus sintomas de depressão.

Ninguém escolhe a depressão. É uma condição médica. À medida que entra nas fases avançadas da demência, poderá ser mais difícil sentir-se motivado(a), mesmo com o encorajamento positivo da família e dos amigos.

No entanto, existem ainda muitas coisas agradáveis a fazer para animar o seu dia como ouvir música ou um audiolivro, rodear-se de pessoas de quem gosta, molhar os pés em água fria ou partilhar uma boa refeição. **Quando se fecha uma porta, bem, volte a abri-la.**

Delirium

Existem duas formas convencionais de ver e interpretar um estado de delirium. Uma delas é aquilo a que muitas pessoas associam à palavra, o contexto de ser "delirantemente feliz." Aponta para um sentido acentuado de entusiasmo que não é típico da sua atitude diária. Poderá ser incapaz de falar ou pensar claramente devido a isso. A outra é quando uma doença leva a um sentido acentuado de confusão, afetando novamente a sua capacidade para falar ou pensar coerentemente. Ou seja, quando ocorrem estes extremos ampliados em circunstâncias difíceis ou exigentes, terá de se perguntar se a segunda definição se aplica a si.

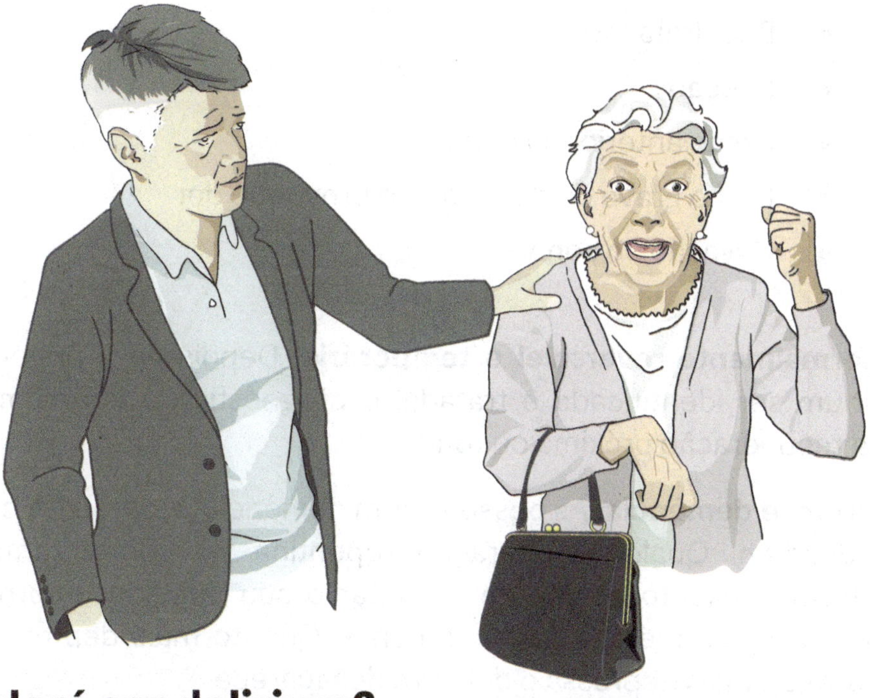

Poderá ser delirium?

O delirium é uma condição marcada por pensamentos confusos, uma consciência reduzida do que está à sua volta, défice de memória ou opinião, discurso impercetível e sentir-se abatido(a) ou hostil. Não há dúvida de que estes sintomas lhe parecem familiares agora. Como pode imaginar, o delirium pode ser frequentemente confundido com demência.

No entanto, há características distintas que separam o delirium:

Pode começar de repente. O início do delirium pode acontecer numa questão de horas ou dias. As oscilações de humor radicais ou a inquietação são os primeiros indicadores comuns.

Duração: Normalmente, o delirium dura dias ou semanas e os sintomas podem oscilar intensamente ao longo do dia e da noite.

Causas: O delirium ocorre frequentemente nas pessoas que sofrem do seguinte:

- Diagnóstico anterior de demência
- Remoção da medicação, álcool ou fármacos
- Desidratação
- Infeção
- Lesão anterior na cabeça
- Lesão grave ou doença que provoque dor
- Privação do sono

É normalmente reversível e temporário. Depois de a origem do delirium ser identificada e tratada, o prognóstico é normalmente uma recuperação próxima ou total.

Delirium e demência: As pessoas com demência poderão ter crises de delirium. Qualquer alteração repentina no comportamento, conforme descrito acima, deve incitar o seu cuidador informal a procurar ajuda médica imediatamente. Quanto mais depressa for tratado(a), mais depressa o delirium desaparece.

Por vezes a resposta é simples. Não ter acesso a aparelhos auditivos funcionais ou óculos pode fazê-lo(a) sentir-se desorientado(a), zangado(a) ou abatido(a). A incapacidade para ver ou ouvir adequadamente frustra qualquer pessoa. Se não conseguir fazê-lo, peça ao seu cuidador informal que verifique as pilhas do aparelho auditivo periodicamente e o(a) leve à consulta anual ao oftalmologista.

Formas de os seus cuidador informal conseguirem ajudar com o delirium holisticamente depois de a causa principal ter sido determinada e tratada:

- Usar lembretes frequentes e gentis para o(a) situar onde está e o que se está a passar.
- Falar calmamente e num tom calmante.
- Mantê-lo(a) devidamente alimentado(a) e hidratado(a). Isto ajudará na sua recuperação.
- Acompanhá-lo(a) em qualquer forma de atividade física. Isto também o(a) fará sentir-se melhor mais depressa.
- Tornar o seu ambiente tão confortável e familiar quanto possível caso esteja temporariamente fora de casa. As fotografias da família, as plantas ou o seu cobertor confortável podem ajudar a sentir tudo menos intimidador.

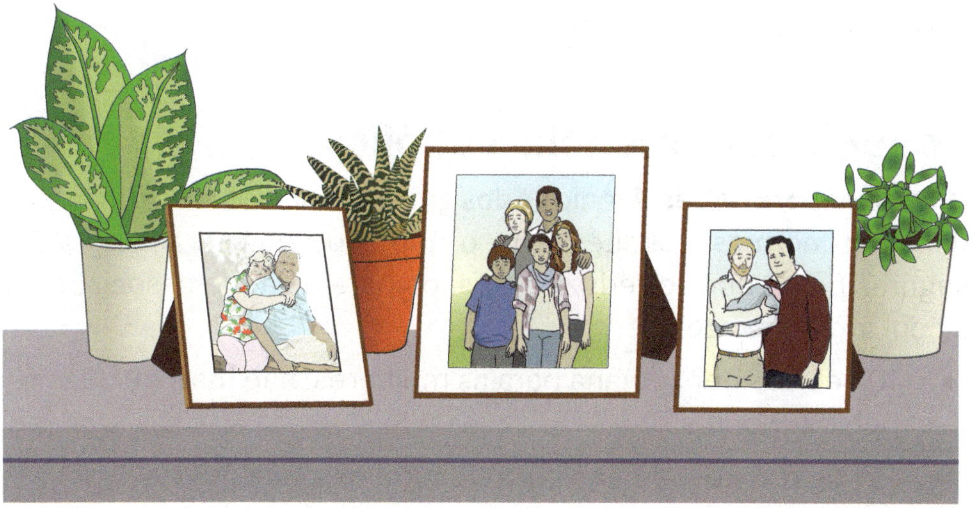

Embora frequentemente procuremos que a permanência nas nossas vidas nos dê um sentido de estabilidade, pode dar-nos alento o facto de algumas coisas nas nossas vidas poderem ir e vir. Quando corretamente tratados, a maioria dos casos de delirium podem ser uma condição de curta duração.

Demência alcoólica

Gostar de uma bebida é algo em que a maioria dos adultos não pensa muito. Quer seja um copo (ou dois) de vinho ao jantar, uma cerveja (ou duas) a ver o jogo ou um requintado cocktail (ou dois) numa ocasião especial, entrar no "espírito" do momento é frequentemente sinónimo de beber a sua bebida preferida. No entanto, quando não consegue desfrutar destes momentos sem uma bebida na mão, sem pegar repetidamente na garrafa, está de facto na altura de fazer uma avaliação. E se a confusão, os lapsos de memória e as alucinações se tornaram consequências habituais do seu hábito de beber, terá de se questionar se existe mais alguma coisa do que uma simples ressaca.

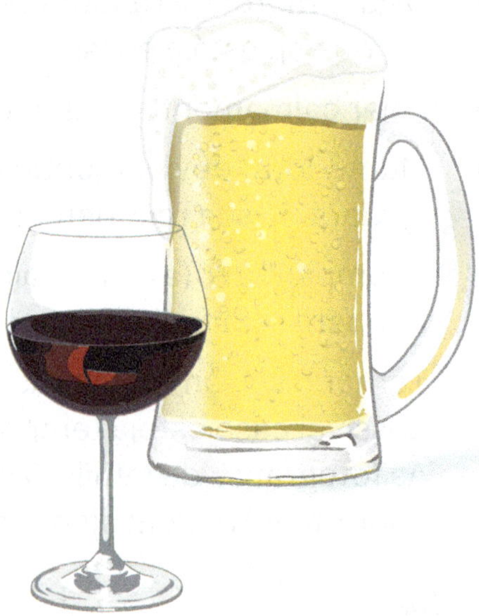

Poderá ser demência alcoólica?

Diretrizes para beber. A maioria dos governos, incluindo o do Canadá, definiram normas e limites para o que são consideradas práticas seguras para beber e reduzir os riscos para a saúde associados ao álcool a longo prazo.

- 10 bebidas por semana para as mulheres, não mais de duas bebidas por dia.
- 15 bebidas por semana para os homens, não mais de três bebidas por dia.
- Incluir dias sem beber ao longo da semana para evitar ganhar hábitos.

O consumo extremo ou excessivo de álcool durante longos períodos poderá induzir à demência alcoólica. Esta é considerada uma forma rara de demência.

É também designada Síndrome de Wernicke-Korsakoff

Aqui juntam-se duas síndromes que afetam o cérebro e o corpo de formas diferentes.

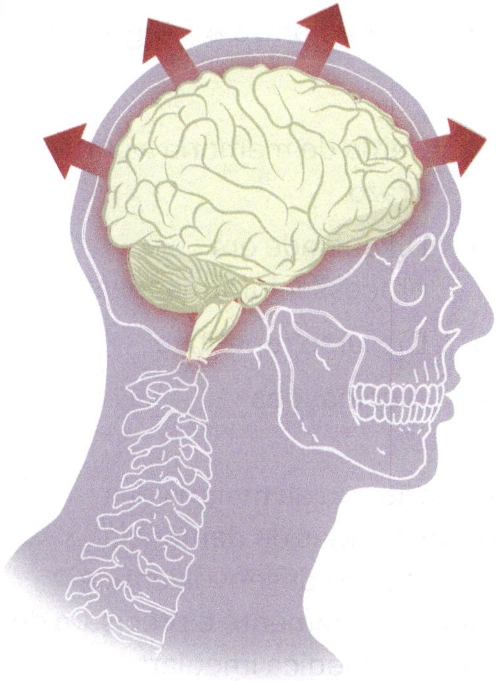

A encefalopatia de Wernicke precede normalmente a síndrome de Korsakoff. A abundância de álcool no seu sistema previne o corpo de preservar devidamente a tiamina (vitamina B1) e de transmitir ao seu cérebro este precioso nutriente, fazendo-o inchar e sofrer danos. Em vez de reter o que o corpo precisa, demasiada vitamina B1 é expelida pela urina, deixando-o com falta desta vitamina necessária. Os sintomas incluem:

- Confusão, desorientação e alguma perda de memória
- Movimentos oculares descontrolados e problemas de visão
- Pouco equilíbrio resultante de um andar instável e dificuldade em andar. Poderá incluir tremores.
- Falta de energia

A Síndrome de Korsakoff evolui da encefalopatia de Wernicke na fase seguinte se o tratamento for atrasado. Isto resulta em condições a mais longo prazo e integra sintomas conhecidos de demência:

- Perda de memória a curto prazo
- Dificuldade em processar informações
- Discurso repetitivo
- Alucinações

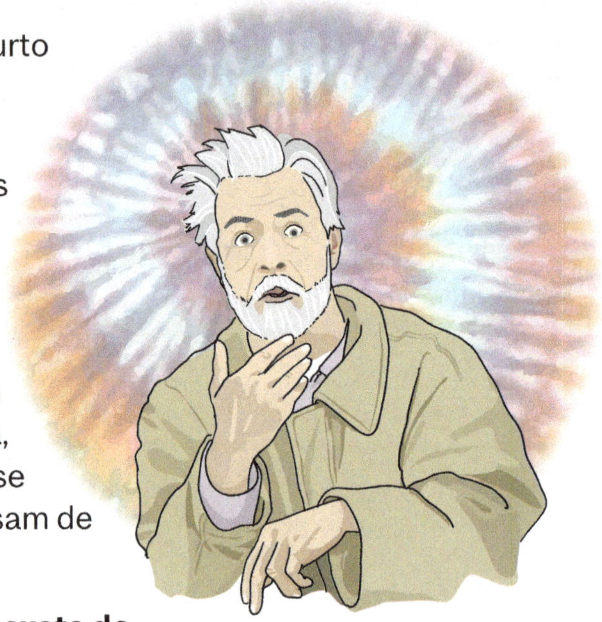

Ao contrário da maioria das outras formas de demência, os sintomas desenvolvem-se muito rapidamente e precisam de atenção médica imediata.

Para obter um **diagnóstico exato de encefalopatia de Wernicke**, poderá ter de fazer os seguintes exames:

- Historial médico completo
- Exame físico exaustivo
- Exame aos olhos
- Avaliação do andar
- Análises ao sangue para avaliar a função hepática e renal

Para obter um **diagnóstico exato de Síndrome de Korsakoff**, alguns dos mesmos testes serão realizados depois de parar de beber durante aproximadamente duas semanas para estabelecer uma base da sua condição física sem álcool.

Quanto mais depressa fizer o tratamento, mais hipótese tem de evitar chegar à fase de Síndrome de Korsakoff. Em muitos casos, esta situação leva-o para as urgências de um hospital.

O tratamento inclui:

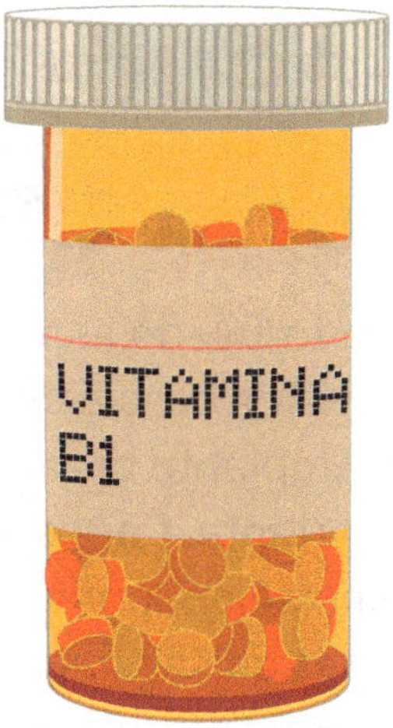

- Doses elevadas de vitamina B1, talvez por via intravenosa primeiro
- Dieta equilibrada rica em minerais e vitaminas
- Boa hidratação
- Eliminação do álcool - é o aspeto mais importante do tratamento

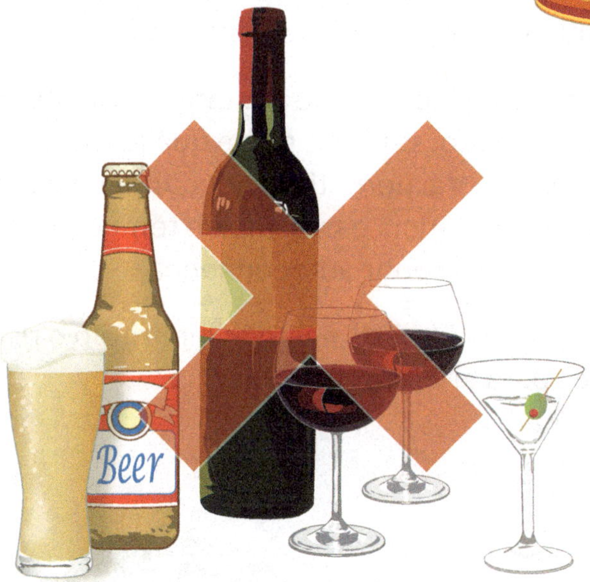

Ajuda profissional: Um aspeto obrigatório da recuperação desta condição é ter de deixar de beber. Vai precisar de ajuda para o fazer. Explore as suas opções com um profissional de saúde, um conselheiro perito em vícios, um grupo de apoio ou os três. Poderá levar um ano a recuperar totalmente. Estarão consigo para consolidar a sua força de vontade e compromisso nesta grande mudança da sua vida.

As boas notícias

O tratamento precoce pode reverter alguns ou a maioria dos sintomas. Além disso, é provável que veja uma melhoria noutros aspetos da sua vida, incluindo nas relações, desempenho no trabalho e tarefas diárias.

Segurança dentro e à volta da casa

Uma forma de assumir o controlo do seu diagnóstico é garantir que a sua casa é segura, tanto no interior como no exterior. Criar um ambiente organizado, sem confusões e relaxante para si é importante. Para si talvez seja um local onde as calças de fato de treino sejam obrigatórias e prefira ter meias desencontradas. Há muitas coisas que pode fazer agora para organizar o seu espaço de forma a sentir-se confortável... e confortado(a).

Olhe à sua volta e considere o que gostaria de manter igual ou ajustar. Faça um projeto: será tempo de qualidade passado que partilha com a família. Vai permitir-lhe continuar a fazer o que faz e manter a sua independência o máximo de tempo possível. É bom para a sua moral e para sentir autoconfiança.

Estas recomendações úteis também minimizarão o risco de quedas e lesões para si e para a sua família.

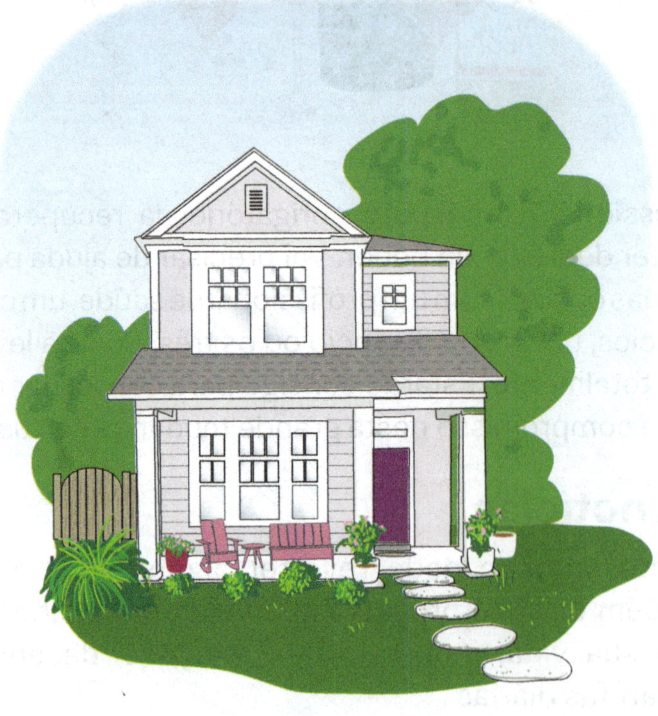

O exterior *seguro*

Desfrute ainda mais dos dias maravilhosos de verão garantindo a segurança de todos, especialmente se o seu local de férias for no interior ou à volta da sua casa. Se for aplicável na sua casa:

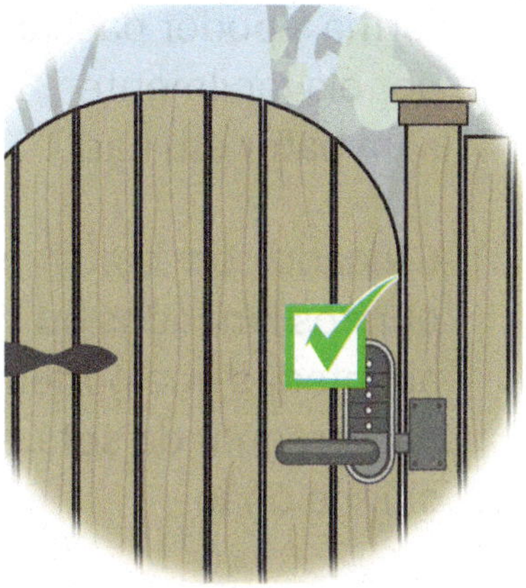

- Tenha um portão de segurança à volta do quintal e da piscina.
- Instale um cadeado na porta ou no portão do quintal.
- Mantenha a relva bem cortada.
- Apare ramos pendentes de árvores.
- Instale luzes detetoras de movimento no alpendre ou no terraço.
- Coloque corrimões ao longo de qualquer escada.
- Mantenha fora do alcance ferramentas, materiais de jardinagem e objetos afiados.
- Verifique ladrilhos soltos, pedras salientes, raízes de árvores expostas ou buracos que possam fazer escorregar.
- Não deixe coisas como velas, lanternas, lumes ou chaminés sem vigilância.

Fique tranquilo(a) no inverno mantendo todas as áreas à volta da sua casa com caminhos devidamente abertos, incluindo a entrada, escadas e passeios. Deve também:

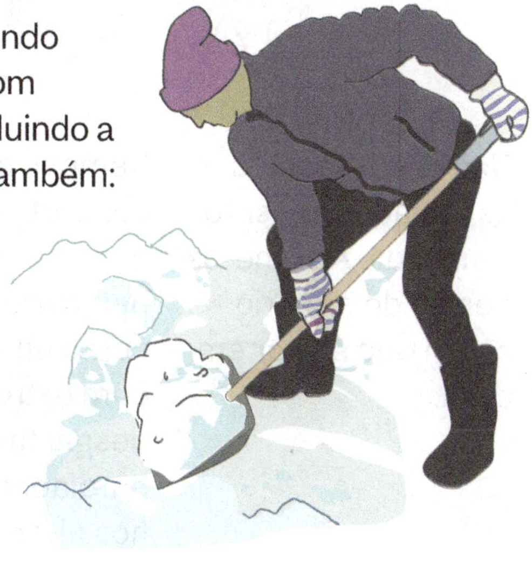

- Limpar o gelo e espalhar sal ou areia em partes escorregadias.
- Certificar-se de que os corrimões estão bem presos e não abanam.

Dentro de Casa

Sala de estar

Adicione almofadas às suas cadeiras se forem demasiado baixas; será mais fácil sentar-se e levantar-se.

Encurte as cortinas que caem pelo chão.

Disponha a mobília de forma a poder passar por ela facilmente sem bater em nada.

Cuidado com os objetos lançados ou almofadas que podem escorregar do sofá e cair no chão.

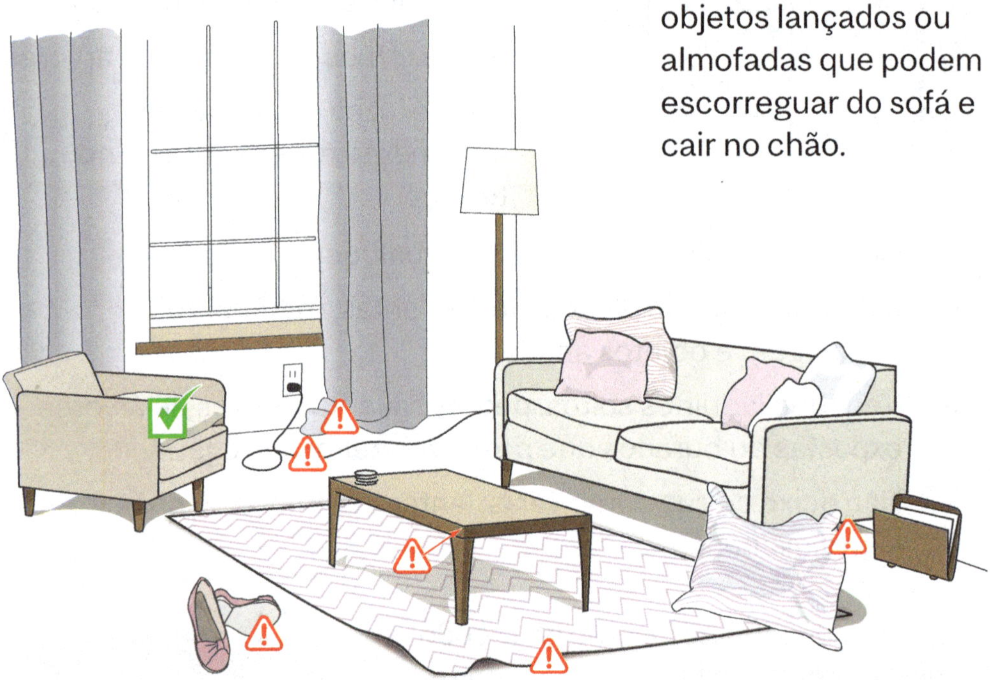

Não deixe sapatos espalhados, mesmo à entrada. Arrume-os dentro do armário assim que entrar em casa.

Remova ou concerte coisas que constituam perigo de tropeçar como uma carpete com extremidades desgastadas ou enroladas, e prenda fios elétricos.

Verifique arestas afiadas na mobília.

Cozinha

Verifique as datas de validade dos alimentos no frigorífico, congelador e despensa. Deite fora tudo o que tenha passado a validade.

Alguns eletrodomésticos grandes e pequenos podem provocar um incêndio ou causar lesões. Por exemplo um micro-ondas, uma torradeira, um fogão ou forno, até mesmo a máquina do café. Certifique-se de que usa os eletrodomésticos que têm a funcionalidade de desligar automática.

Guarde de forma segura detergentes e medicamentos para evitar a ingestão ou utilização acidental.

Guarde de forma segura facas, tesouras e outros utensílios afiados.

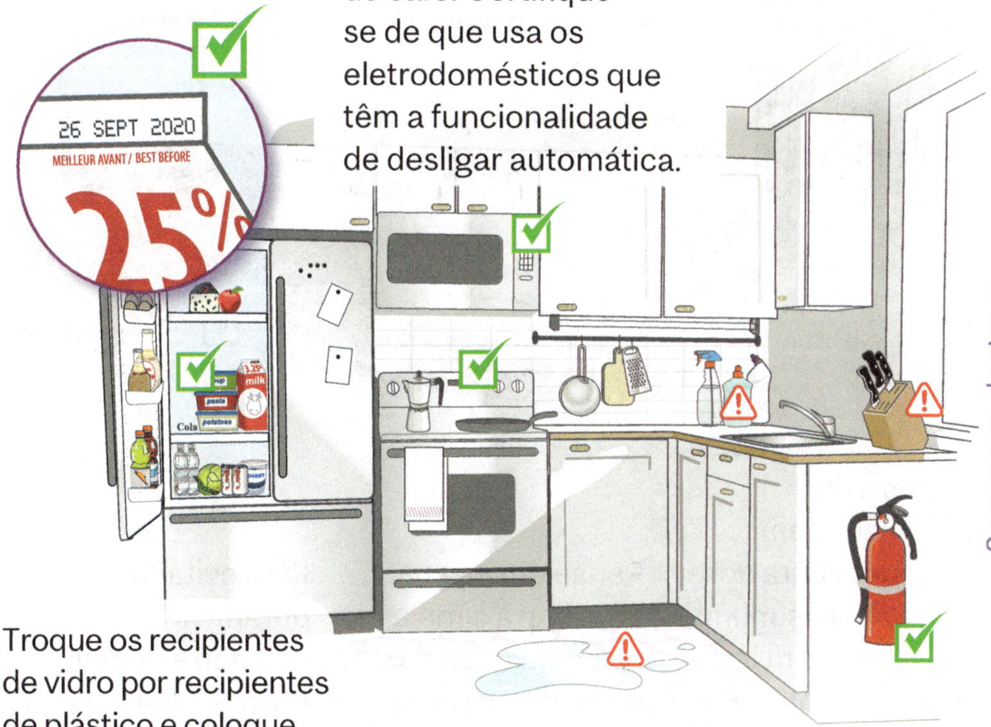

Troque os recipientes de vidro por recipientes de plástico e coloque uma etiqueta em cada um. São mais leves e protegidos.

Não use roupa de manga comprida ou solta ao pé das bocas do fogão quando está a cozinhar.

Limpe imediatamente qualquer água que possa derramar no chão.

Mantenha um extintor de incêndio acessível num armário baixo.

Se tiver, use um abre-frascos para os frascos difíceis de abrir e evite vidros que se possam partir.

Quarto

Use meias antiderrapantes ou pantufas.

Coloque aquilo de que pode precisar durante a noite na mesa de cabeceira, como uma garrafa de água, lenços, pastilhas para a garganta, caneta e bloco de notas ou telefone (e carregador) para evitar ter de se levantar a meio da noite.

Certifique-se de que o caminho está desimpedido entre a cama, o armário e a cómoda.

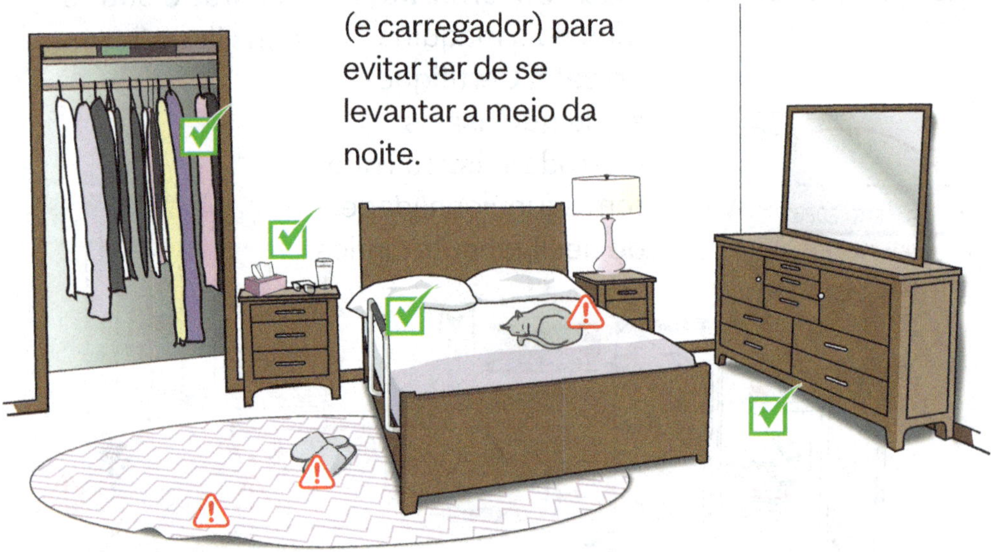

Limpeza da primavera... em qualquer altura do ano. Poderá ser uma boa altura para ir ao guarda-fatos e decidir doar, guardar ou deitar fora coisas que já não veste. Quando estiver tudo retirado, será mais fácil encontrar aquilo de que precisa e selecionar a sua roupa de cada dia.

Pense em instalar uma barra simples na cama que coloca entre o colchão e as molas para o(a) ajudar a sentar-se sem ajuda.

Para evitar quedas durante a noite, não deixe chinelos, roupas, almofadas ou outros objetos no chão ao pé da cama. Evite ter tapetes e animais de estimação no quarto.

Casa de banho

Instale barras de apoio na parede da banheira e ao lado da sanita.

Compre esponjas de cabo comprido para chegar aos lugares mais difíceis de alcançar.

Instale um chuveiro portátil. É mais fácil controlar e reduz movimentos desnecessários quando estiver na banheira. Também lhe permite escolher se fica sentado(a) ou de pé ao tomar banho.

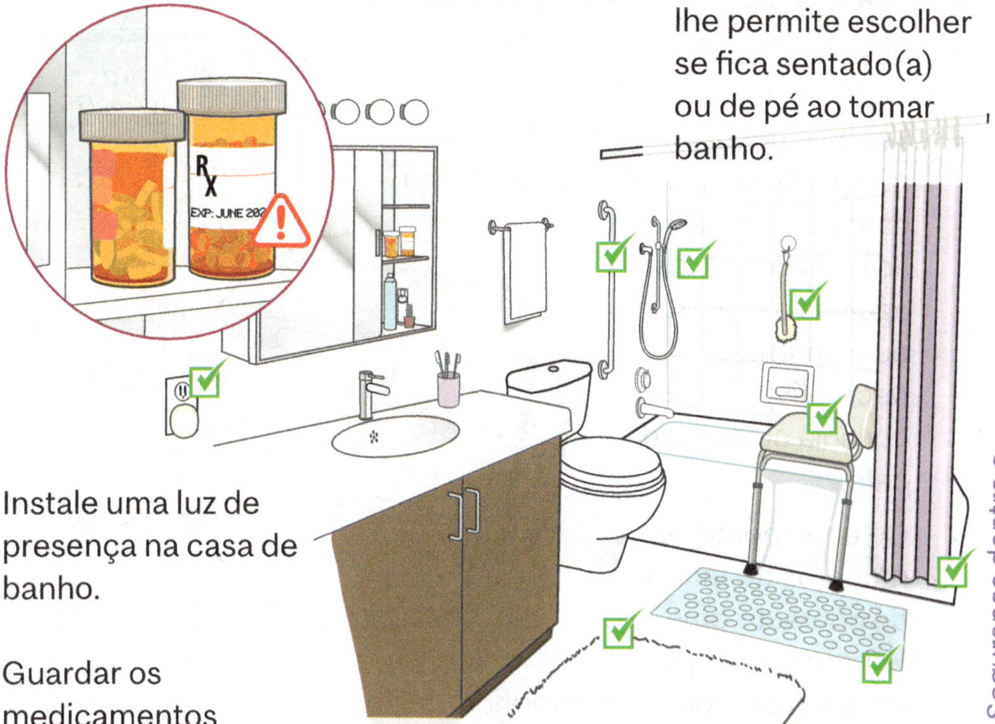

Instale uma luz de presença na casa de banho.

Guardar os medicamentos na casa de banho expõe-nos à humidade. É melhor mantê-los num armário da cozinha ou na mesinha de cabeceira.

Certifique-se de que tem uma cortina de banho pesada para evitar que a água derrame para o chão.

Considere arranjar um banco para poder sentar-se confortavelmente quando estiver a tomar banho.

Compre autocolantes ou tiras antiderrapantes para mais tração quando estiver de pé na banheira ou na cabine de duche.

Use saídas de banho antiderrapantes para evitar cair ao sair da banheira ou quando está em frente ao lavatório.

Geral

- Designe zonas onde deixar os cestos da roupa suja ou os sacos das compras para evitar atafulhar os quartos e corredores.
- Defina todos os relógios da casa para exatamente a mesma hora para evitar confusão.
- Use recipientes de arrumação claros para identificar rapidamente os conteúdos.

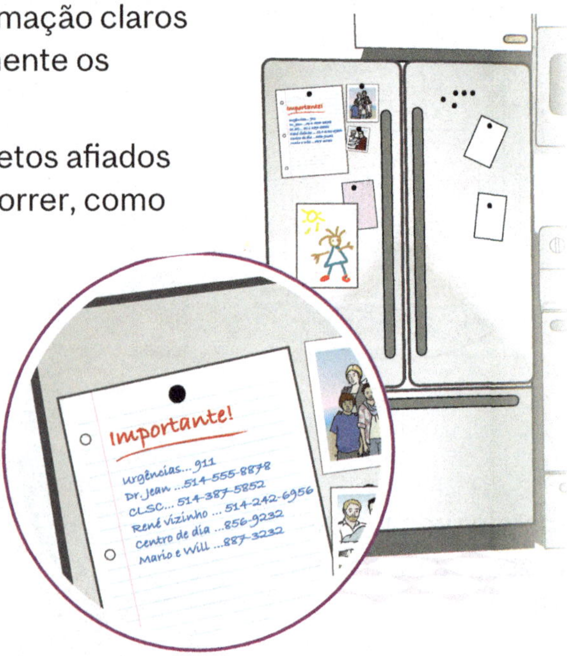

- Tenha cuidado com objetos afiados que poderão não lhe ocorrer, como ganchos de metal ao nível dos olhos, agulhas de tricotar ou elementos decorativos numa consola ou mesa de café.
- Coloque nomes e números de telefone de contacto em letras grandes por toda a casa, como no frigorífico, perto da porta principal ou na mesinha de cabeceira.

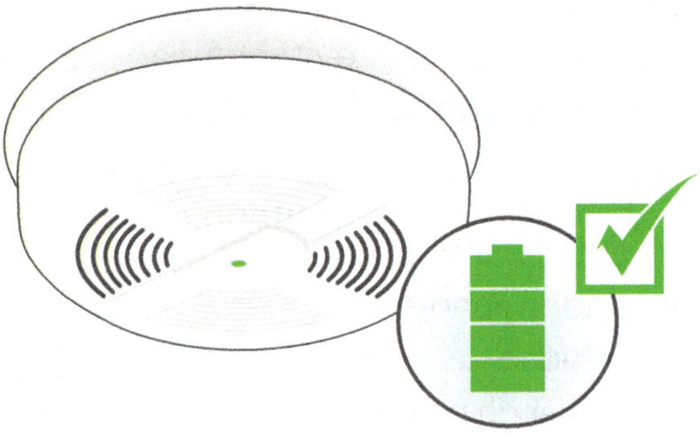

PILHA

- Certifique-se de que os alarmes do fumo e dióxido de carbono (CO_2) funcionam bem e verifique as pilhas periodicamente.

- Tenha um kit de primeiros socorros à mão, talvez em alguns dos quartos.
- Instale luzes de presença nos corredores.
- Mude dos detergentes da roupa líquidos ou em pó para as cápsulas convenientes de utilização única. São fáceis de usar, leves e não derramam.

Peça a outras pessoas que:

- Se certifiquem de que o ambiente delas é seguro para poder andar ao visitar as suas casas.
- Coloquem as coisas no sítio após as utilizarem em sua casa (comando, chaves, canecas e loiça, etc.).

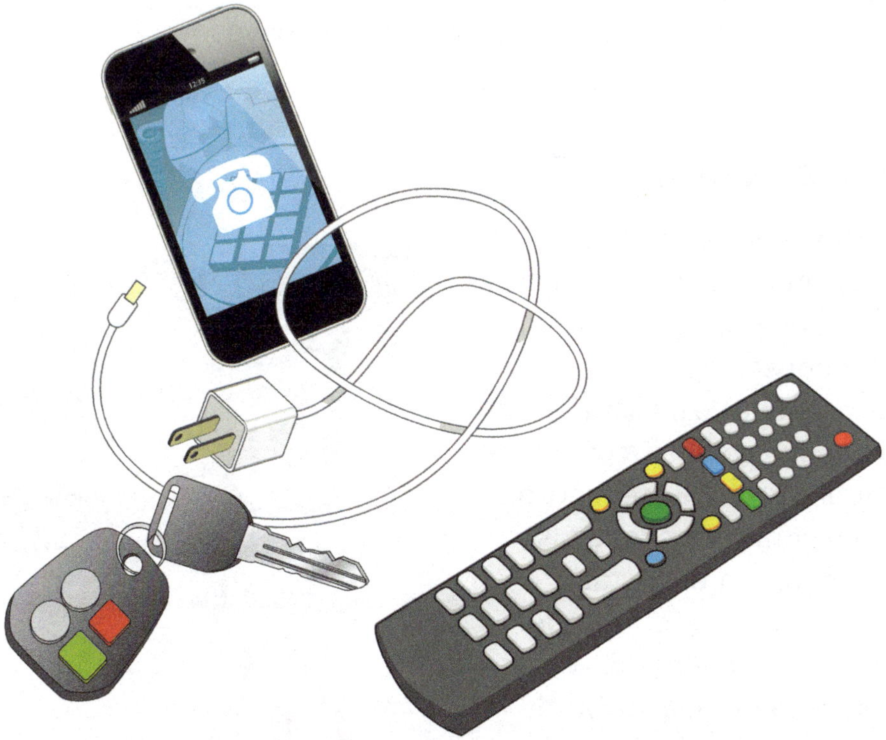

No início deste Guia, referimos que queríamos tratar bem de si. Parte desse conceito é incitá-lo(a) a cuidar de si. Sabe quando se diz "Nem tudo tem a ver contigo"? É evidente que tem.

"Tenho um familiar que penso ter Alzheimer. Este [workshop] foi um abrir de olhos para mim. Reconheço que tenho muito mais a aprender."

– Participante em workshop, Programa de Educação para a Demência da McGill

Conduzir

Nada oferece um sentido de liberdade como a perspetiva da condução. Começa quando lhe dão para as mãos aquele pequeno cartão de plástico de independência. E quando começa a conduzir, não quer parar. É um compromisso para a vida. Ou seja, até alguém lhe dizer que tem de parar... e lhe levar as chaves.

Travar a condução

Ler sinais, antecipar os semáforos, manter um pé firme no acelerador ou no travão e estar consciente dos outros carros, peões e ciclistas - tantos pormenores sobre a condução requerem a total atenção, a Assim como bons reflexos. A demência afeta estas capacidades à medida que a memória, a perceção de profundidade, e as taxas de resposta psicológica e física podem alterar ou abrandar.

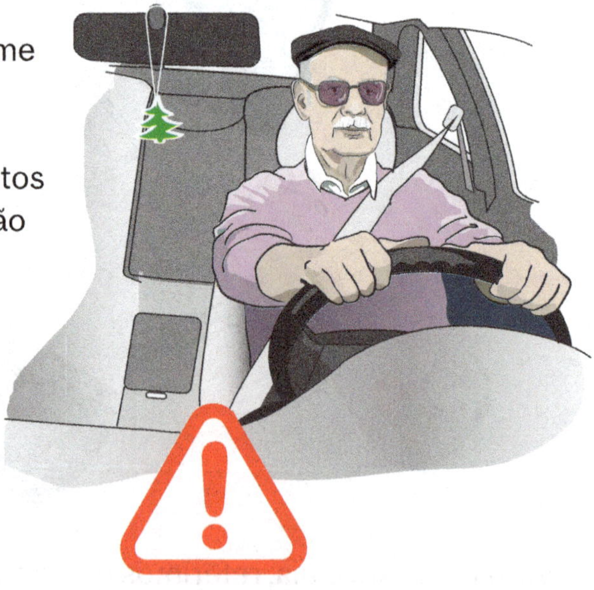

Sinais de que as suas capacidades de condução poderão estar comprometidas:

- Ignora sinais de trânsito ou conduz demasiado depressa ou demasiado devagar;
- Negligencia os piscas ou não verifica os ângulos mortos;
- Fica desorientado(a) a seguir para destinos familiares;
- Falta-lhe confiança e precisa de encostar frequentemente;
- Toma decisões de condução perigosas no meio do tráfego ou em zonas designadas de escolas ou hospitais;
- Bate no lancil ou sobe o passeio frequentemente;
- Recebe multas por virar inadequadamente ou por não parar totalmente;
- Confunde os pedais acelerador e travão;
- Queixa-se de que os outros condutores lhe buzinam;
- Evita conduzir com mau tempo ou à noite.

ssim que identificar, ou um cuidador informal, qualquer um dos problemas acima, é da vossa responsabilidade partilhada tomar as medidas necessárias para o tirar da estrada.

Decisão de entregar a carta de condução

Fale sobre isso com familiares e amigos. Seja participante ativo(a) na decisão. Obter a carta de condução foi um momento significativo e perdê-la representa uma grande mudança na sua vida.

Perto de casa. Poderá insistir que agora apenas conduz distâncias curtas, mas a maioria dos acidentes ocorrem perto de casa.

Fale com o seu profissional de saúde. Os médicos têm a obrigação ética de assinalar qualquer pessoa com um problema médico que possa prejudicar a condução segura. A sua medicação também afeta a concentração e o tempo de resposta e provoca sonolência, tonturas ou visão turva.

Procure a opinião de um profissional para realizar uma avaliação de condução objetiva, se houver um disponível.

Consulte as leis locais, regionais ou nacionais. Estas regulam a segurança dos condutores e as diretrizes de condução para idosos por forma a garantir que cumprem os requisitos.

Por exemplo, no Quebeque, a Société de l'assurance automobile du Québec exige um exame médico e um exame à visão seis meses antes do seu 75 e 80 aniversários e de dois em dois anos depois disso. Isto serve para garantir que uma pessoa consegue conduzir de forma segura sem colocar em perigo a si própria ou outras pessoas. O seu historial médico e as receitas ficam registados, entre quaisquer outros exames necessários.

Na estrada

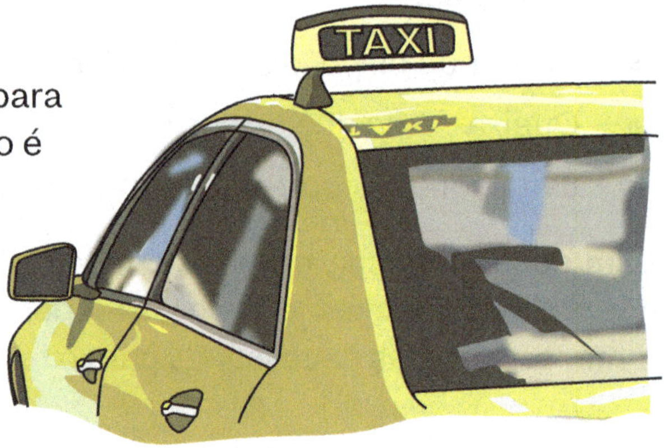

Há muitas outras opções para se deslocar. O objetivo não é mantê-lo(a) preso(a) em casa, mas sim evitar que se magoe.

Incluem:

- Chamar um táxi, partilhar boleias, transportes públicos ou adaptados;
- Manter o seu carro e fazer com que outras pessoas o(a) levem a algum lado;
- Recorrer a um condutor voluntário ou a serviços de autocarro;
- Pedir a amigos ou familiares que organizem boleias. Embora algumas saídas possam ser espontâneas, crie um horário para as saídas habituais, como a ida a loja ou ao centro comercial.

Quando estas alternativas não estiverem prontamente disponíveis, considere fazer compras online e opte pelos serviços de entrega associados.

Errância

Uma pessoa pode vaguear de diversas formas. Vaguear é uma realidade perigosa que pode afetar uma pessoa com demência de forma adversa. Embora mais frequentemente visto em fases tardiva es, pode acontecer em qualquer altura. É normalmente um indicador da diminuição da sua capacidade para reconhecer o tempo, as caras familiares ou os lugares.

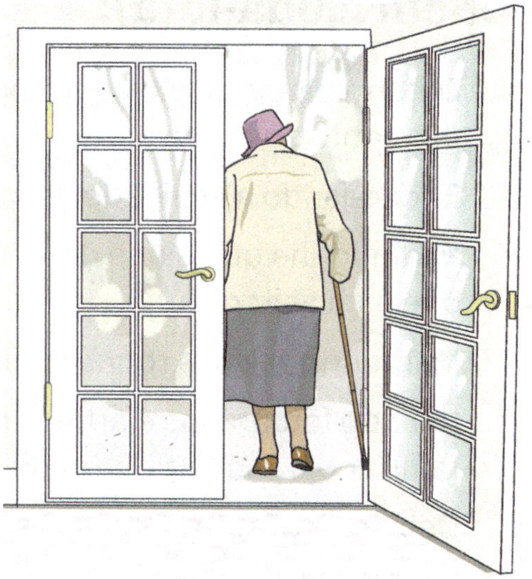

Muitas coisas podem desencadear um episódio destes:

- Pensar que tem de manter o seu horário laboral antigo
- Excesso de estimulação ou ansiedade extrema
- Confusão sobre onde está ou onde vive
- Tentar encontrar algo ou alguém familiar
- Sentimentos de tédio ou inquietação
- Desconforto ou dor, incluindo fome ou sede
- Efeitos secundários de medicamentos
- Energia acumulada de estar sentado(a) a maior parte do dia
- Tentar aliviar dores nas articulações, anca ou nas costas

Poderá vaguear **ativamente** (visto como ritmo intencional) ou passivamente (parece mais sem sentido ou distraído(a)) dentro de casa. Não faz mal. No entanto, vaguear pode induzir a ansiedade aos seus cuidadores informais quando sai sozinho(a) sem ninguém saber. Poderá perder-se facilmente porque o seu sentido de orientação está comprometido e poderá ter limitações de comunicação ou físicas. A sua segurança e bem-estar tornam-se então as principais preocupações.

Os seus cuidadores informais podem ajudá-lo(a):

- Determinando se existe um padrão. Acontece num determinado momento do dia ou após um evento em particular?
- Encorajando a atividade física para libertar o stress;
- Pedindo-lhe que ajude com uma tarefa doméstica se sentirem que está agitado(a);
- Mantendo as suas rotinas para controlar os nervos;
- Usando fotografias e artigos pessoais para criar um cenário familiar e tranquilizá-lo(a) de que está seguro(a);
- Deixando-o(a) tranquilo(a) se vaguear no interior de forma inofensiva;

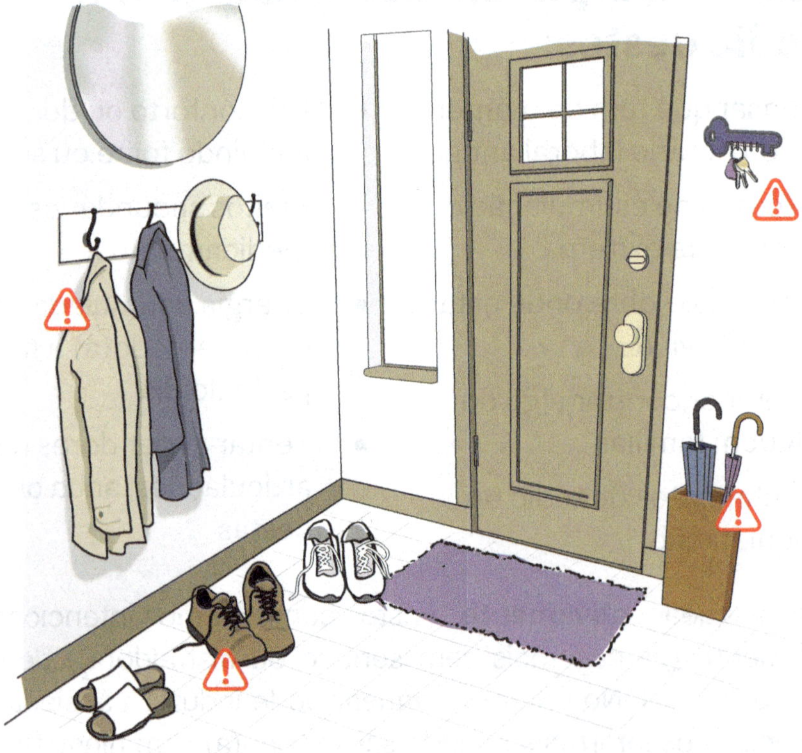

- Removendo pistas visuais como casacos, guarda-chuvas, botas ou chaves da entrada.

À medida que os sintomas progridem e a sua necessidade de sair se torna mais frequente, os seus cuidadores informais poderão precisar de tomar medidas de segurança adicionais. **Estas incluem:**

- Trancar as portas sempre que entra e sai;
- Instalar uma campainha na porta que toca quando está aberta;
- Pedir-lhe que use um dispositivo com localização GPS;
- Informar os vizinhos da sua tendência para vaguear. Quanto mais pessoas a cuidar de si houver, melhor;
- Evitar que isso ocorra imaginando como e por que saiu;
- Falar com os outros cuidadores informais e pedir apoio, ideias e sugestões;
- Manter um registo dos locais onde gosta de ir;
- Verificar os protocolos do seu lar relativamente a ocorrências de vaguear, se aplicável;
- Manter uma fotografia sua atual à mão para partilhar com as autoridades, se necessário.

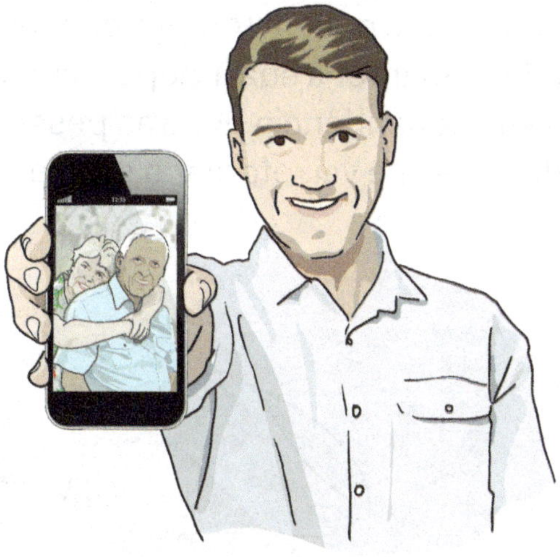

É altamente recomendado que se inscreva no programa MedicAlert Safely Home®. Esta parceria entre a MedicAlert Foundation Canada e a Alzheimer Society of Canada produziu uma pulseira única designada MedicAlert que mostra o seu estado clínico e uma linha telefónica de emergência disponível 24 horas. Quando ligar para o número de emergência, a pessoa que responde primeiro ou a polícia pode aceder ao seu historial médico completo e às informações do seu contacto de emergência.

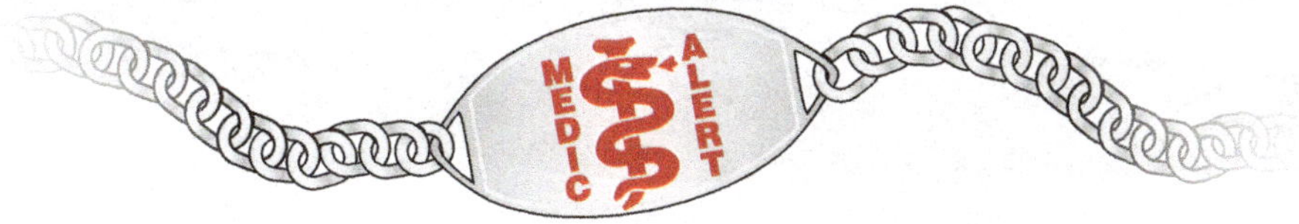

Tecnologia e outras ferramentas

É um mundo em mudança. Lembra-se da altura em que uma rede significava apenas em que canal estava a ver televisão? Mas depois a internet mudou TUDO. Como se fosse a rainha-mãe de todas as redes.

Trazer o mundo para casa originou mercados e produtos de especialidade que de outra forma estariam indisponíveis para si. E isto teve um enorme impacto no mundo da demência. Há agora vários artigos que podem tornar a caminhada da demência mais fácil, ajudá-lo(a) a manter a sua independência durante mais tempo e minimizar a sua dependência noutras pessoas. Fazer algumas escolhas para si diariamente vai reforçar o seu sentido de objetivos e individualidade.

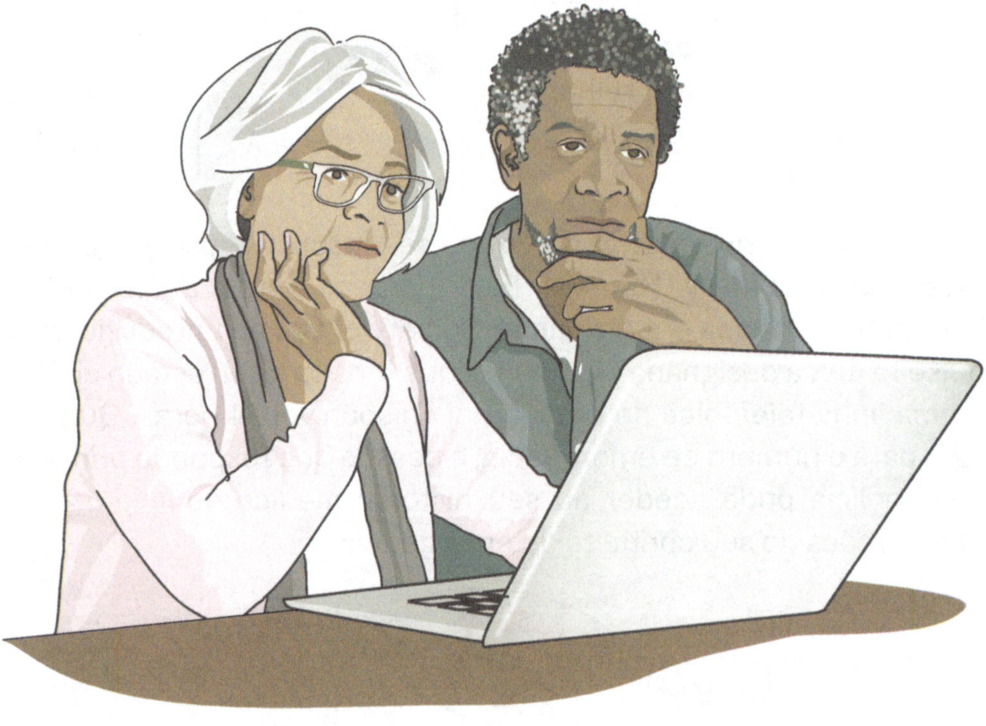

Vamos explorar

Assistentes virtuais

Estes assistentes reconhecem a sua voz e usam os seus comandos para executar várias tarefas. Se está à vontade para usar estes dispositivos, estes podem fazer muita coisa em casa para o(a) ajudar a simplificar a vida, como:

Serviços práticos

- Abrir a porta da garagem;
- Acender e apagar as luzes;
- Trancar e destrancar as portas;
- Ajustar a temperatura, tanto do aquecimento como do ar condicionado;
- Criar listas de comprar semanais para o supermercado, farmácia e qualquer outra loja.

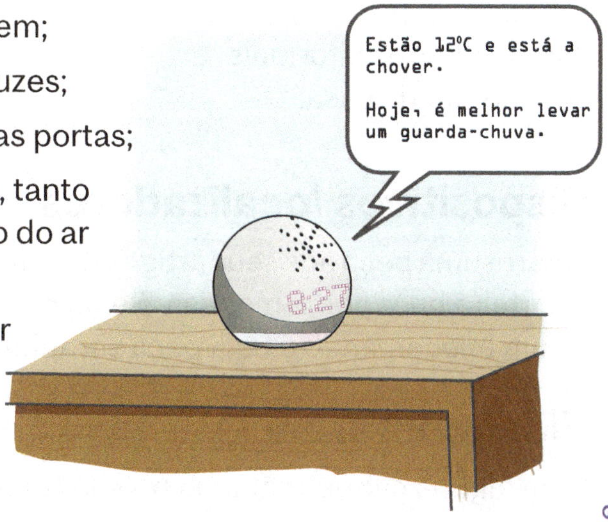

Atividades e entretenimento

- Disponível dia e noite para responder a todos os tipos de perguntas;
- Dizer-lhe a hora e indicar que dia é;
- Ajudar a planear o seu guarda-roupa dizendo o tempo no exterior;
- Jogar todos os tipos de jogos ou mesmo contar uma anedota;
- Tocar as suas músicas preferidas ou ouvir podcasts;
- Ajudar a completar um puzzle;
- Coloque lembretes vocais para saídas, tarefas, consultas ou horários da medicação;
- Peça a entrega das refeições - imagine todas as novas cozinhas que poderá provar.

Localizadores GPS

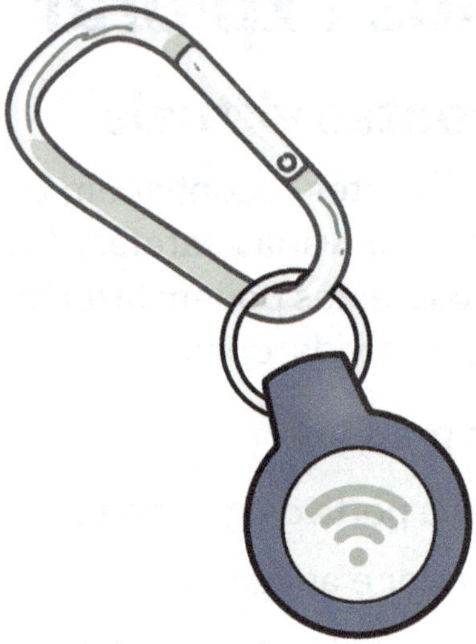

Caso se perda, estes dispositivos alertam a sua família e informam-na onde está. Se concordar, ou os seus cuidadores informais, usar este tipo de dispositivo, poderá contribuir bastante para aumentar a sua independência e reduzir o stress e ansiedade dos cuidadores informais quando sair de casa.

Dispositivos localizadores de artigos

Amarre uma peça aos seus artigos mais importantes como as chaves, a carteira ou o porta-moedas. Se os perder, basta clicar num botão de um telecomando e esta peça vai apitar e dizer "Estou aqui."

Videoconferência

Com alguns cliques rápidos no seu telefone ou computador, pode transferir aplicações, muitas delas gratuitas, para começar a conversar por vídeo. Isto significa que pode ter consultas virtuais com o seu médico, terapeuta, grupo de apoio, bem como falar com os familiares e amigos. É quase tão bom como estar no local. E naqueles dias em que o tempo está particularmente mau ou se sente mais cansado(a), vai ficar grato(a) por ficar em casa e não faltar aos seus compromissos.

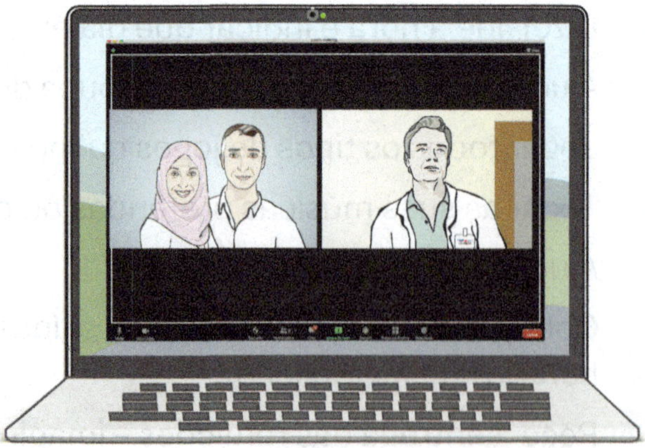

Outras ferramentas inovadoras que ajudam na vida diária

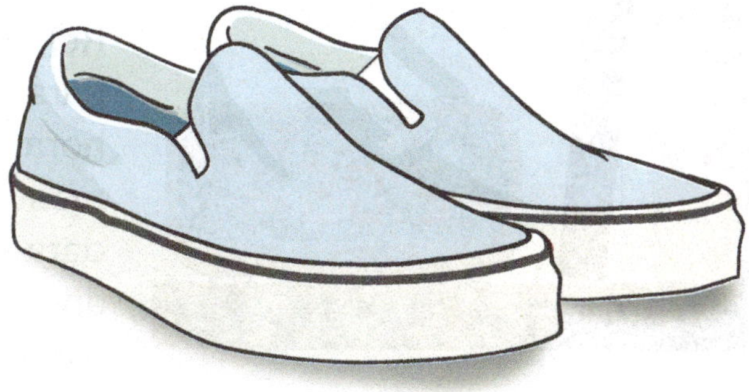

Ter sapatos com ou sem atacadores

- Fá-lo(a) tropeçar? Opte por sapatos sem atacadores ou com tiras de velcro. Certifique-se de que são antiderrapantes e bem almofadados.
- Invista numa calçadeira com cabo comprido para o(a) ajudar a calçar-se sem ter de se dobrar.

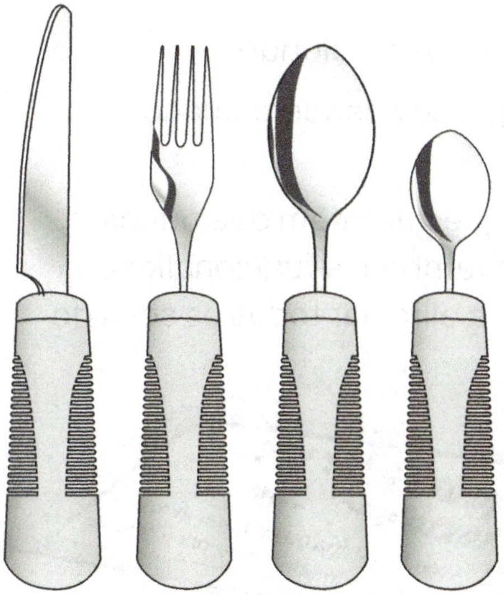

O jantar está servido

- Utensílios adaptados com pegas antiderrapantes e maiores.
- Loiça com bases antiderrapantes para evitar que os pratos deslizem.
- Pratos repartidos com lados mais elevados para ser mais fácil apanhar a comida.
- Canecas com duas pegas.

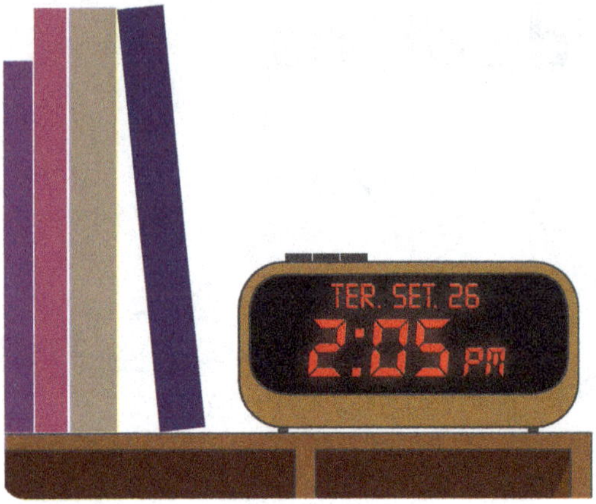

Mesmo a tempo

Relógios com as letras grandes para mostrar mais do que a hora. Num instante, também mostram o dia da semana, a data completa com o mês e o ano, e até o período do dia como a manhã, a tarde ou a noite.

Amplie tudo em casa

- Calendários de parede em grande escala
- Telecomandos com botões grandes
- Lupas
- Dispensadores de comprimidos largos e coloridos
- Telefones com botões grandes que se acendem quando está a receber uma chamada
- Telefones com som amplificado que garantem que nunca perde uma chamada. Alguns têm também a funcionalidade de redução do barulho por forma a eliminar todos os sons de fundo desnecessários.
- Sinais de grande dimensão a colocar nas portas para identificar quartos
- Imagens realistas de grande dimensão a indicar os conteúdos dos armários

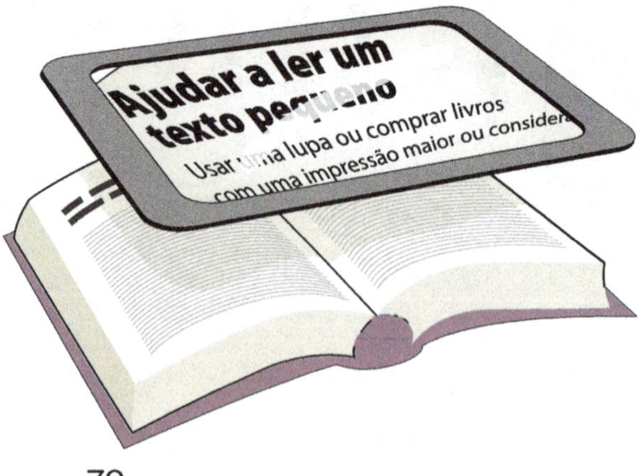

Vista-se para o seu sucesso

Estes conselhos vão ajudá-lo(a) a tornar-se mais auto suficiente com este ritual diário e garantir que não se esquece dele. E pode adicionar mais alguns artigos ao seu guarda-roupa para sentir o seu estilo:

- Opte por roupa de cima solta sem botões ou fechos. Vai bastar apenas passar a peça de roupa pela cabeça.
- Use cintos sem fivela que são mais práticos.
- Complete o seu visual com cachecóis coloridos que pode colocar facilmente por cima dos ombros ou à volta do pescoço.
- Opte por boxers em vez de cuecas.
- Experimente soutiens de fechar à frente porque é mais fácil apertar os colchetes

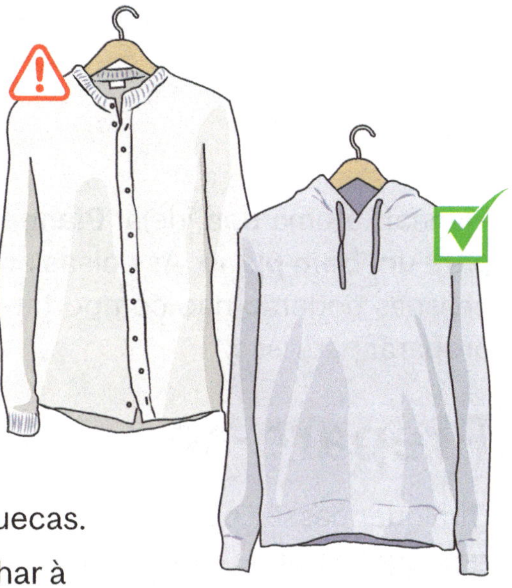

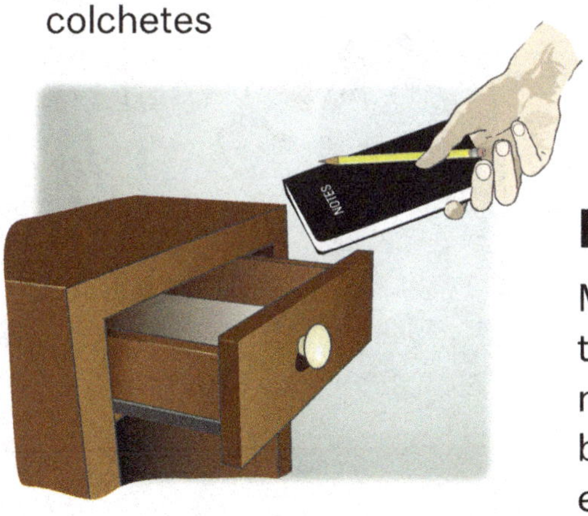

Na ponta dos dedos

Mantenha os artigos que usa todos os dias ou semanalmente nos armários ou gavetas mais baixas para um acesso rápido e sem auxílio.

Não há dúvidas de que as novas tecnologias em geral, bem como invenções específicas que lhe oferecem soluções de saúde diárias, vão melhorar a sua vida de várias formas. E adotar conselhos fáceis e práticos irá eliminar as dúvidas em situações diárias. Aceite estas funcionalidades positivas e faça com que funcionem para si.

Planeamento proativo

"Hoje, está alguém sentado à sombra porque, há muito tempo, plantou uma árvore."

– Warren Buffett

Planear é uma boa ideia. **Planear o inesperado é o que contribui para um bom plano**. As coisas podem não correr como previsto; as pessoas poderão não comportar-se como antecipado. E tem de se preparar para isso.

Prepare-se

Qualquer pessoa poderá ter de repente de sair de casa perante uma situação urgente. Juntar um kit com alguns produtos de primeira necessidade permite-lhe reagir rapidamente sem se esquecer de algo essencial. Usar malas à prova de água para manter os artigos secos e seguros é uma precaução extra que poderá achar útil.

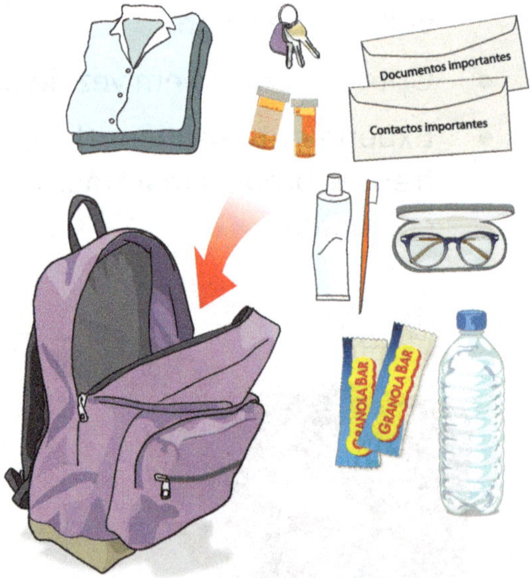

Este kit pode incluir:

- Uma muda de roupa e sapatos
- Chaves extra, óculos, aparelhos auditivos e medicamentos
- Cópias de documentos financeiros, jurídicos e de seguros, bem como informações de contacto dos cuidadores informais
- Refeições ligeiras, água engarrafada e produtos de higiene essenciais

Proteção financeira e jurídica

Preparar atempadamente a sua proteção financeira e jurídica dar-lhe-á, e à sua família, uma tranquilidade total. Vários documentos existem para garantir que os seus pedidos são executados.

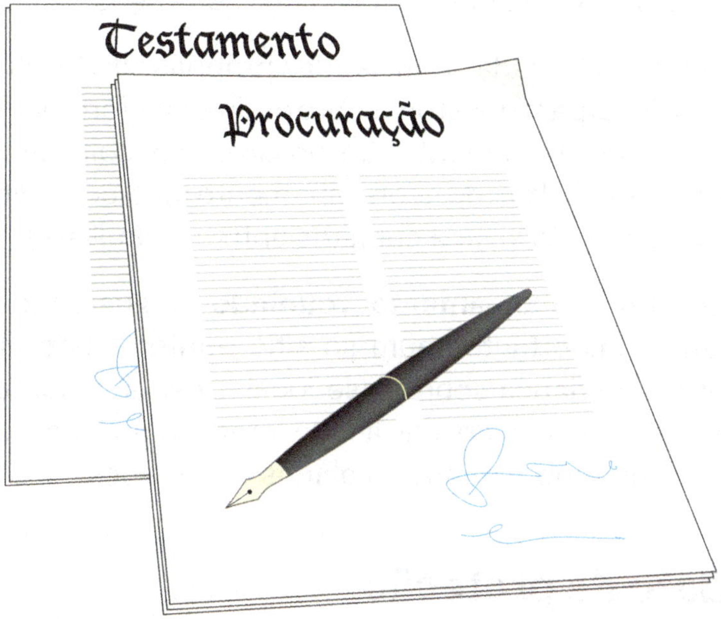

Procuração

Este documento apenas se refere à propriedade e autoriza alguém da sua confiança a realizar tarefas financeiras do dia a dia como pagar as faturas mensais, a renda ou a hipoteca. Autoriza a pessoa a fazer transações bancárias em seu nome, como levantamentos ou transferências de dinheiro. Embora ainda possa ser capaz de tomar essas decisões, a procuração autoriza um ou mais dos seus cuidadores informais a tratar destas questões enquanto concentra as suas energias no seu bem-estar. Este documento deve ser certificado pelo notário para ser válido.

Os regulamentos bancários podem ser diferentes de um para um outro, por isso se está a considerar criar uma procuração simples no seu banco, poderá querer verificar com a sua sucursal se tal é exequível. Embora possa ser mais fácil, é preferível e recomendada uma procuração certificada pelo notário.

Testamento

Quando alguém morre, um testamento é um registo oficial que indica a forma como quer distribuir os seus bens. Fazer uma lista da sua propriedade (casa, artigos da casa, poupanças, etc.) e das dívidas (hipoteca, empréstimos, cartões de crédito, etc.) simplifica tudo quando chegar o momento de dividir os seus bens.

Cada região do Canadá tem as suas próprias leis. Verifique os sites do governo local para questões sobre os diversos formulários jurídicos aceites para um testamento. Se possível, consulte um notário ou advogado para usufruir de aconselhamento jurídico e evitar qualquer confusão que possa levar a conflitos entre os familiares.

Faça um bom planeamento reunindo e guardando todos os documentos importantes num só sítio e informando um cuidador informal de confiança sobre esse local. Deverá incluir os números da conta bancária e do cartão de crédito, apólices de seguros, investimentos, empréstimos ou planos de pensões.

Mandato de proteção

Este documento oficial dá-lhe o poder para decidir quem agirá e falará em seu nome, se e quando ficar incapaz de o fazer sozinho(a). A incapacidade pode ocorrer a qualquer pessoa, em qualquer idade, em qualquer altura. Enquanto ainda tem uma mente sã, pode escolher uma ou várias pessoas em quem confia, chamados mandatários. Por exemplo, pode nomear dois ou mais irmãos, filhos ou netos. Na verdade, pode até atribuir aquilo de que tratará cada mandatário, tal como o bem-estar diário, as opções médicas na eventualidade de incapacidade ou até mesmo os cuidados de filhos menores.

Cada província, estado ou país tem os seus próprios requisitos para a criação de um mandato e o que é necessário para que seja considerado legalmente vinculativo. Consulte os sites governamentais locais apropriados. Poderão até ter amostras de formulários de mandatos para orientar os seus esforços.

Diretiva Médica Antecipada

Também designada testamento em vida, informa a sua família e profissionais de saúde sobre as suas escolhas de cuidados médicos quando não conseguir falar por si e for incapaz de consentir os cuidados.

Abuso Financeiro

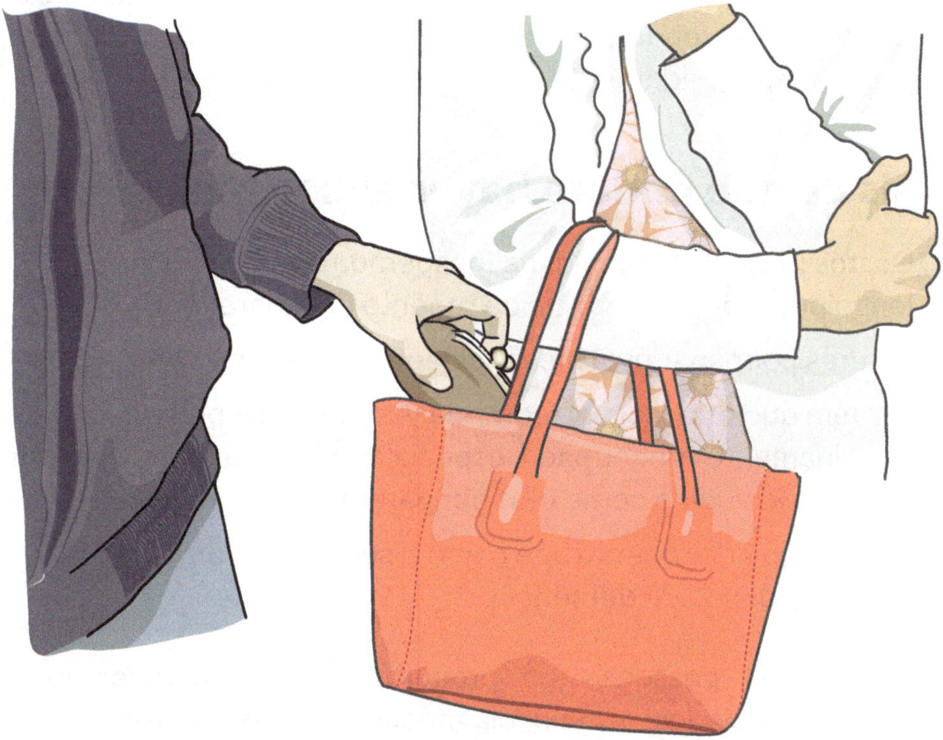

O abuso financeiro é um resultado infeliz e muito comum de ter uma condição de saúde a longo prazo. Há quem pense que a demência o(a) torna mais vulnerável e, por isso, mais fácil de manipular. Os idosos com pensões, propriedade ou fundos disponíveis são especialmente visados. Proteger-se e estar vigilante é primordial.

Infelizmente, a maior parte dos abusos são realizados por pessoas que conhece bem e que exploram de propósito a sua relação. Poderão ter acesso ao seu dinheiro ou documentos e fazer transações financeiras não autorizadas ou retirar artigos sem a sua autorização.

Embora as organizações tenham normalmente colaboradores honestos e de confiança, poderá haver alguns desonestos. Assim, alguns cuidadores informais ou profissionais, representantes de várias lojas ou instituições com acesso direto a si poderão dizer que pretendem ajudar, mas a sua intenção é na verdade enganá-lo(a).

Por fim, estranhos com esquemas fraudulentos poderão abordá-lo(a) ou entrar em contacto consigo com o objetivo de o(a) explorar financeiramente.

Qualquer pessoa num destes grupos poderá pressioná-lo(a) a fazer um empréstimo, a vender, transferir ou dar propriedade ou dinheiro, ou não pagar atempadamente artigos ou serviços.

Sinais de que poderá haver abuso financeiro:

- Gastos irregulares, atividade inesperada como investimentos a longo prazo ou valores que de repente desaparecem;
- Faturas por pagar ou a incapacidade de aceder a contas;
- Alguém que o(a) isola ou controla. A sua família poderá ficar genuinamente preocupada, especialmente se testemunharem abuso psicológico como o(a) obrigarem a fazer transações;
- Alguém que de repente age como o seu melhor amigo após o seu diagnóstico de demência.

Infelizmente, as pessoas que procuram abusar aproveitam-se de fatores associados ao seu diagnóstico, como má tomada de decisões, lutas com temas complexos, esquecimento, solidão e dependência das outras pessoas, para o(a) manipularem. Partilhe as suas preocupações com outros cuidadores informais de confiança ou com o seu profissional de saúde para que se possam tomar as medidas apropriadas.

Burlões

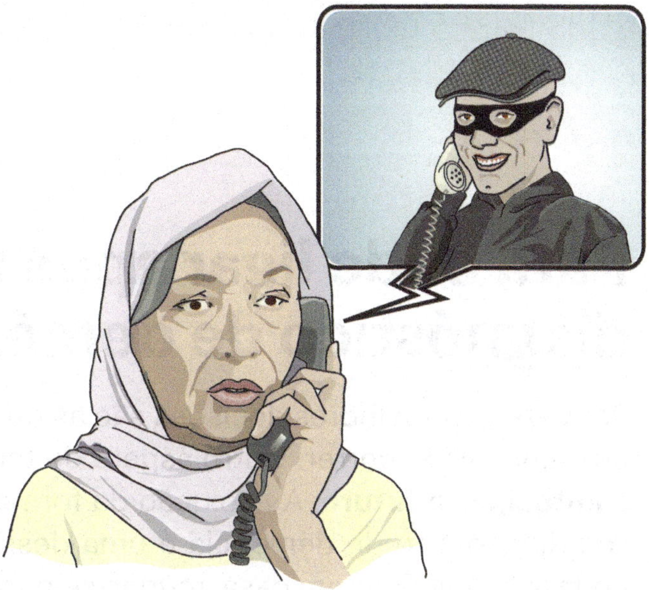

Embora a tecnologia tenha facilitado alguns dos aspetos nas nossas vidas, também facilitou a forma como os burlões atuam.

Isto porque os nossos dados de contacto estão prontamente disponíveis a qualquer pessoa em todo o mundo. Imagine um estranho a entrar em sua casa sem ser convidado. Poderá ser contactado(a) por telefone, SMS, e-mail ou correio. Enquanto pessoa com demência, e com o apoio dos seus cuidadores informais, há medidas que pode tomar para evitar que isto lhe aconteça.

- Tome medidas financeiras com o seu banco. Poderá incluir ter como cotitular das suas contas um cuidador informal. É mais um par de olhos para vigiar a sua atividade bancária e ajudá-lo(a) a processar as suas necessidades financeiras.
- Configure o depósito direto de cheques e o levantamento automático das faturas mensais.
- Estabeleça limites dos cartões de débito e crédito.
- Tenha dinheiro consigo, mas proteja-se mantendo este montante razoável.

Deve tomar atenção, bem como os seus cuidadores informais, aos alertas. Nunca dê informações pessoais, nunca envie um cheque nem transfira dinheiro a alguém que não conhece. Trata-se de uma tática comum dos burlões para o manter preso... e continuar a roubar-lhe dinheiro.

"Poderá ter mais do que uma casa. Poderá levar as suas raízes consigo e decidir onde crescem."

— Henning Mankell

Para onde ligar após um diagnóstico de demência

Por vezes, as melhores decisões são as que se aplicam a situações que ainda vão ocorrer. Outro aspeto de ter **um bom planeamento é antecipar o futuro**. A evolução da forma como vive ao longo do seu diagnóstico de demência é uma dessas situações. Este ciclo poderá incluir ficar em casa, mudar-se para casa de um familiar ou para instalações residenciais com assistência.

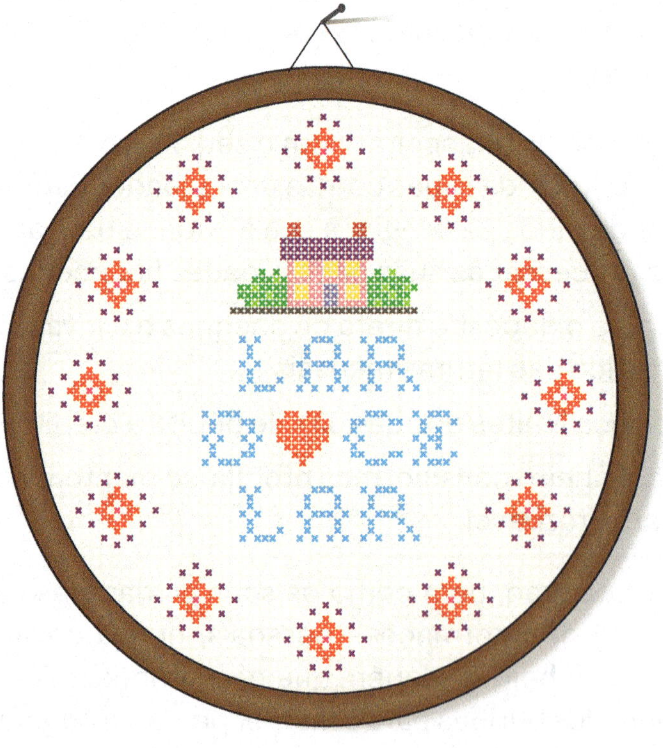

Ficar em casa

Ficar em casa é onde poderá sentir-se completo(a). É o seu local seguro e tudo está como gosta. Com demência, um objetivo importante poderá ser preservar a sua independência e ficar em casa o máximo de tempo possível. O objetivo dos seus cuidadores informais será garantir que fica em casa de forma segura.

Fale com os seus familiares e amigos, bem como com profissionais de saúde, para definirem as suas necessidades iniciais. Apenas pequenas mudanças e apoio limitado poderão ser necessários primeiro.

Assim, **juntamente com os seus cuidadores informais, devem ser proativos** e falar com organizações privadas e comunitárias, bem como agências de saúde governamentais regionais, provinciais ou nacionais a funcionar na sua área. Estas podem oferecer avaliações de desempenho e apoio domiciliário relativamente a estilo de vida, cuidados de enfermagem, prevenção de quedas e serviços de cuidados pessoais que complementem o apoio oferecido pela família e amigos. Muito deste apoio vai depender de onde vive, de quantas pessoas podem prestar apoio e da disponibilidade dos serviços na sua comunidade.

Mudar-se para casa de um familiar

Quando os seus sintomas aumentam a ponto de viver em casa deixar de ser uma opção viável, mudar-se para a casa de um familiar poderá ser uma alternativa. Discuta a adequabilidade deste passo de antemão.

Trata-se de uma decisão ponderada, fortemente motivada por amor e bondade, embora possa ter grande impacto para muitas pessoas. O seu cônjuge e filhos poderão não estar totalmente recetivos à ideia. As responsabilidades adicionais, a presença constante de prestadores de cuidados externos e as mudanças nas suas vidas familiares poderão ser demasiado emocionais ou fisicamente exigentes. Consulte os seus profissionais de saúde e cuidadores informais com experiência para obter uma visão realista do que poderá ser para cada pessoa.

Se decidir avançar com esta escolha, encoraje os seus cuidadores informais a reservar tempo de repouso para si mesmos e atividades sociais para si. Esta tática dupla ajudará a afastar a solidão e o isolamento, contribuindo também para **o bem-estar mental e físico geral de todos**.

Mudar-se para instalações residenciais com assistência

Aqui, será bom tomar iniciativas antecipadas adequadas para si e os seus cuidadores informais. Poderá haver várias instalações residenciais com assistência disponíveis e, com isso, múltiplos fatores a considerar. Estes incluem:

- Custos
- Localização conveniente
- Serviços centrados em demência e políticas internas apropriadas
- Limpeza
- Protocolos relacionados com crises e segurança, incluindo prontidão de emergência médica
- Colaboradores com formação profissional
- Eventos e atividades diários que estimulam a interação social
- Disponibilidade de pessoal clínico, como médicos, dentistas ou fisioterapeutas

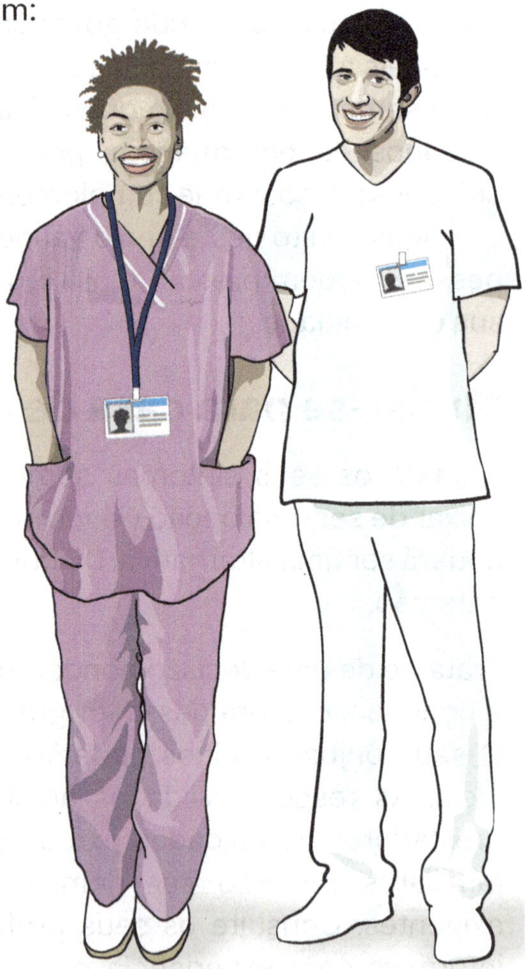

- Comodidades no local como cabeleireiro, farmácia, local de culto ou banco, bem como espaços exteriores prazenteiros
- Diretrizes e restrições relativamente a visitantes
- Refeições saudáveis que podem ser adaptadas a necessidades alimentares especiais. Pode comer na área comum ou optar por comer a refeição no seu quarto?

Consoante o local e se selecionou uma instalação pública ou privada, poderão haver medidas implementadas quando pede que seja aberto um ficheiro em seu nome. Poderá incluir critérios específicos de reuniões, revisão dos locais mais adequados às suas necessidades, bem como uma avaliação das suas funções físicas e mentais. Como a população idosa cresce rapidamente, poderá haver listas de espera.

É fortemente encorajado(a), assim como o(s) seu(s) cuidadores informais, a visitar algumas instalações para ver o local, os colaboradores e os residentes. Isto minimizará surpresas indesejadas e vai prepará-lo(a) para o que esperar. Acima de tudo, quer que a residência seja segura e confortável.

Qualquer uma destas mudanças é um ajuste muito importante na sua vida. Poderá sentir stress e um sentido de perda. O(s) seu(s) cuidadores informais precisa(m) de ser sensível(is) e paciente(s) e reconhecer que ter um ambiente não familiar e pessoas novas vai exigir tempo e esforço até que aceite a situação.

Pessoas com demência - Cuidados pessoais

De vez em quando, surge um termo em voga que capta a atenção de todos. A maioria sai das nossas vidas muito depressa. No entanto, um vem para ficar em particular.

Os cuidados pessoais.

Não se deve confundir com:

Autoconfiança
OU autoestima
OU Empreendedor
OU autoconsciente
Nem com nenhum dos vários conceitos que adotaram o prefixo "auto" para garantir um lugar no mundo.

Dada a nossa atenção reforçada nestes dias no bem-estar físico e mental, os cuidados pessoais são mais do que um movimento, tornaram-se um modo de vida para muitas pessoas. O problema é.... o que significa exatamente? **E o que significa para si enquanto pessoa com demência?** É um daqueles conceitos ilimitados que significam diferentes coisas para diferentes pessoas. Muitas coisas diferentes.

Quando se trata de pessoas com demência e cuidadores informais, os cuidados pessoais não podem ser desleixados, têm de ser uma necessidade.

Comunicação

A coisa mais importante que pode fazer por si em termos de cuidados pessoais é comunicar. Especialmente no início do seu diagnóstico. Aquela voz dentro da sua cabeça que por vezes ignora, e outras vezes acha que é positivamente brilhante: está na altura de ouvi-la realmente.

Pense numa altura em que se sentava num avião e havia turbulência. A principal instrução que lhe dão é a de colocar a sua própria máscara de oxigénio primeiro antes de ajudar outras pessoas. **Isso são cuidados pessoais. E neste momento da sua vida, existirá algo mais turbulento do que o seu diagnóstico de demência?**

> "O primeiro passo para a mudança é a consciencialização. O segundo passo é a aceitação."
>
> — Nathaniel Branden, Psicólogo

Entre si... e si

A única coisa que não pode fazer, infelizmente, é voltar atrás no tempo e reverter o seu diagnóstico. **Não faz mal.**

Vai passar por várias emoções. **Não faz mal.**

Há muito a aprender sobre o seu diagnóstico. Terá de se aplicar para poder tomar decisões informadas sobre hoje e amanhã. Há muito caminho a percorrer até acalmar a ansiedade. **Não faz mal.**

Alguns dias, as suas capacidades de reação estarão no ponto e serão executadas com uma confiança extraordinária. Noutros dias, poderá ficar parado(a) e sentir-se improdutivo(a). **Não faz mal.**

Poderá mudar de opinião várias vezes sobre de que forma lidar com as coisas. **Não faz mal.**

Vai ter dias bons. Vai ter dias maus. **Não faz mal.**

Apesar deste diagnóstico, fique a saber que a sua vida pode ser e será gratificante, alegre e proveitosa. Faça essa escolha de consciência para si todos os dias.

Seja bondoso(a) consigo.

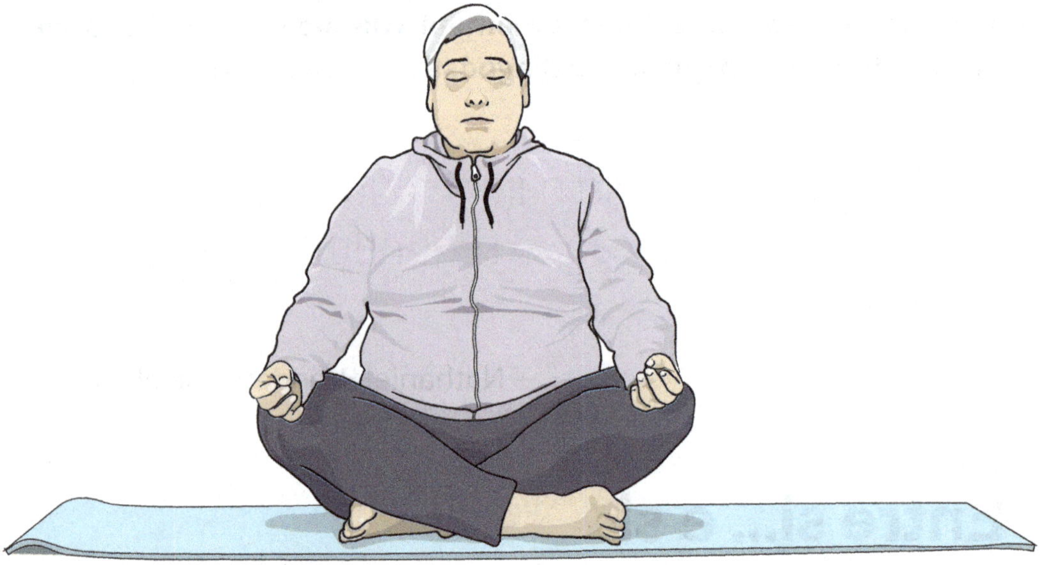

Entre si... e todos os outros

Não faz mal. É humano(a). E, felizmente, existem outros seres humanos que o(a) podem ajudar a suavizar os caminhos sinuosos da vida. Poderá encontrar um sentido de pertença e segurança em vários locais ao longo da sua jornada de demência.

Amigos e familiares

Falar sobre o seu diagnóstico e tudo o que vai englobar com quem é próximo de si será difícil, mas de uma forma estranha será também reconfortante. Primeiro será uma oportunidade para partilhar os seus sentimentos e as suas apreensões sobre o futuro. Abrir-se com as pessoas em quem confia mais dar-lhe-á a tranquilidade de que tanto precisa. Será também um momento para expressar a sua gratidão e amor pela presença na sua vida.

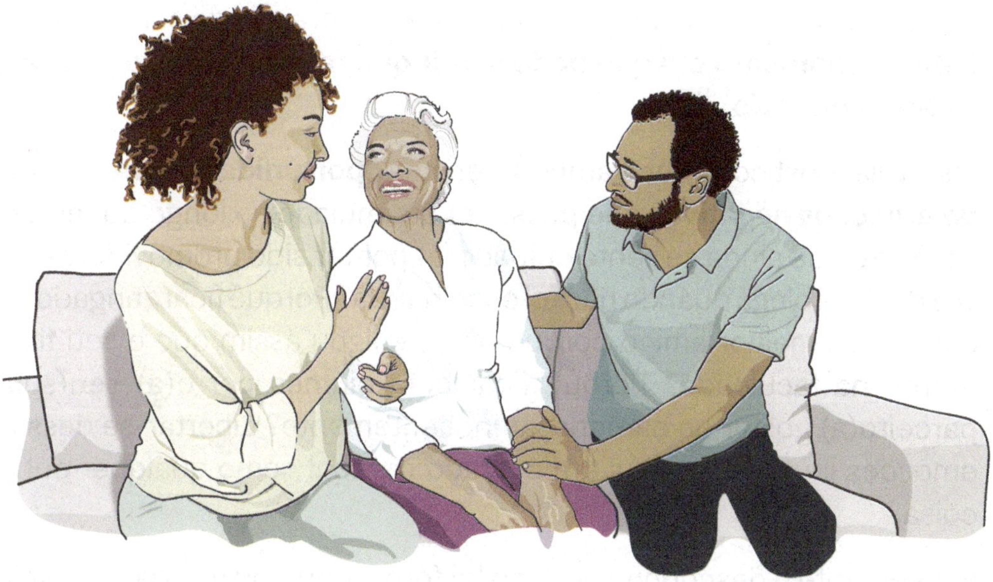

A verdade é que se vai aperceber de que estas pessoas, aquelas de quem mais gosta, poderão tornar-se seus cuidadores informais. Existem relações que precisam de ser cuidadas porque serão repetidamente testadas à medida que a demência progride. Não será uma caminhada fácil... nem para si nem para eles.

Precisa de dizer a toda a gente da sua vida ao mesmo tempo, poderá ser avassalador. Escolha quem e quando. Poderá até decidir ter alguém próximo a informar algumas pessoas fora do seu círculo mais restrito sobre a sua situação para evitar demasiadas situações emocionais ou possivelmente estranhas.

Tome medidas para **obter paz de espírito** à medida que avança no seu diagnóstico. É um elemento essencial de cuidados pessoais a considerar. Para tal, terá de ir tendo algumas conversas difíceis sobre os seus assuntos jurídicos e financeiros ou o tipo de cuidados que pretende à medida que a demência progredir.

Lidar com o processo de tomada de decisões e garantir que o que interessa para si é executado, aliviará o seu fardo e o do seus amigos e familiares. Documentos claros e precisos facilitam tudo. Não há dúvidas de que sente que existem determinados aspetos da demência que estão fora do seu controlo, mas este não precisa de ser um deles. **Este é o momento em que pode sentir que tem o poder de decisão, e não o contrário.**

O seu diagnóstico poderá também ser uma **oportunidade para se livrar de emoções negativas** que possa ter acumulado ao longo do tempo. Porque é que ainda se sente culpado(a) por ter sido promovido(a) em vez do seu colega quando não foi escolha sua? Porquê ficar zangado(a) com o seu melhor amigo porque não lhe ligou assim que o seu filho entrou na faculdade? Porquê ficar com ciúmes por o(a) seu(sua) parceiro(a) gostar de namoriscar inocentemente? Libertar-se dessas emoções inúteis constitui um cuidado pessoal como qualquer outra coisa.

Está perante o desconhecido. Não há forma certa ou errada de reagir, processar ou aceitar. Certifique-se de que reage, processa e aceita.

Conselho profissional

Poderá querer pensar em obter ajuda profissional. O mundo da saúde mental tem mudado muito nos últimos anos. Falar com um psicólogo, psiquiatra ou terapeuta constitui um recurso adicional à sua disposição que ajuda a manter o seu bem-estar emocional, especialmente se precisar de alguém em quem confiar. Vantagens:

- Um local seguro para ser você mesmo(a) e dar voz aos seus pensamentos interiores;
- Alguém que lhe pode dedicar uma atenção total sem distração;
- Um ambiente de escuta sem juízos de valor;
- Aconselhamento e estratégias úteis que irão ajudá-lo(a) a lidar melhor com o seu diagnóstico.

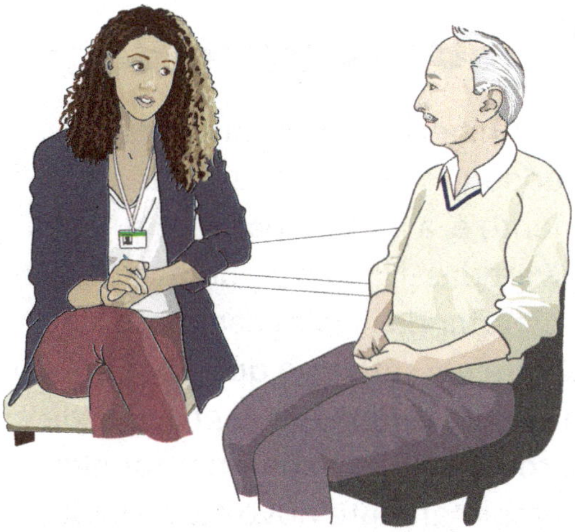

A força dos números

Poderá querer juntar-se a um grupo de apoio. Ninguém consegue realmente compreender aquilo por que está a passar, à exceção de outra pessoa que esteja a passar pelo mesmo. Estes grupos podem ser:

- Uma excelente fonte de informação e inspiração;
- Uma oportunidade de fazer perguntar profundas sobre como é realmente viver com demência;
- Uma oportunidade para aprender sobre recursos e serviços que possa desconhecer;
- A possibilidade de criar laços e formar amizades com pessoas que "o(a) percebem".

Três Fases de Cuidados

Faça com que tudo funcione

Existem três passos, ou fases, se preferir, que o(a) ajudam a alcançar o estado dos cuidados pessoas durante o seu diagnóstico. Há conselhos e sugestões a pensar para o(a) iniciar em algo e até a incorporar na sua rotina diária ou semanal para continuar a fazer o melhor que pode para viver a vida.

Fase Cognitiva - Pensar Positivo

Há muitas formas de ajudar a concentrar-se e a estimular a sua mente e, a melhor parte, é que são divertidas. Nada diz que não pode desfrutar da vida nesse tempo. Há algum passatempo que abandonou há muito tempo e que gostaria de retomar? Quer experimentar algo completamente novo? É agora a altura ideal para arranjar tempo para si. Eis algumas sugestões:

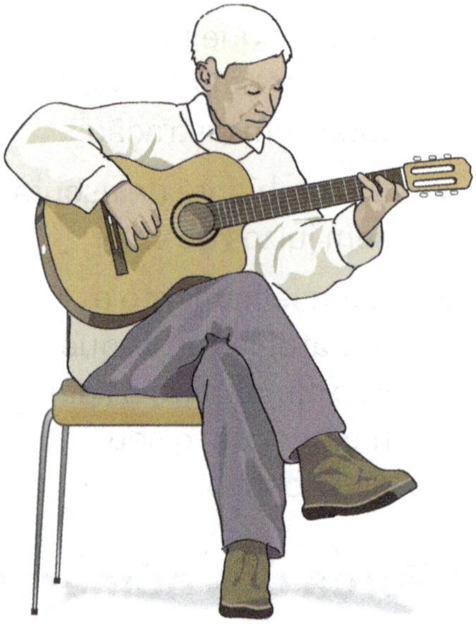

- Jogue jogos de tabuleiro.
- Aprenda um novo idioma.
- Leia.
- Jogue jogos de vídeo.
- Faça palavras cruzadas e jogos de palavras de todos os tipos.
- Escreva: escrita criativa, relate diariamente a sua caminhada com demência ou envie cartas a amigos e familiares.
- Arranje um novo passatempo: tricotar, modelismo, jardinagem, etc.
- Planeie viagens ao museu ou à biblioteca.
- Surpreenda-se com algo que sempre quis.
- Desenhe.
- Medite.

Fase Física - Linguagem Corporal

Vamos começar com o que é básico, aquilo a que gostamos de chamar "**DCE**".

Dormir bem

Comer devidamente

Exercitar-se regularmente

Estas coisas básicas são a base de uma boa saúde para todos. Para si, podem funcionar em conjunto com a medicação prescrita ou a fisioterapia. Quanto mais forte for, mais forte se sentirá para o que está para vir.

Sabia que manter-se ativo(a) pode ajudar a aliviar algum stress e a promover ciclos de sono regulares? Há muitas coisas prazenteiras que pode fazer para dar alguma atenção ao seu corpo:

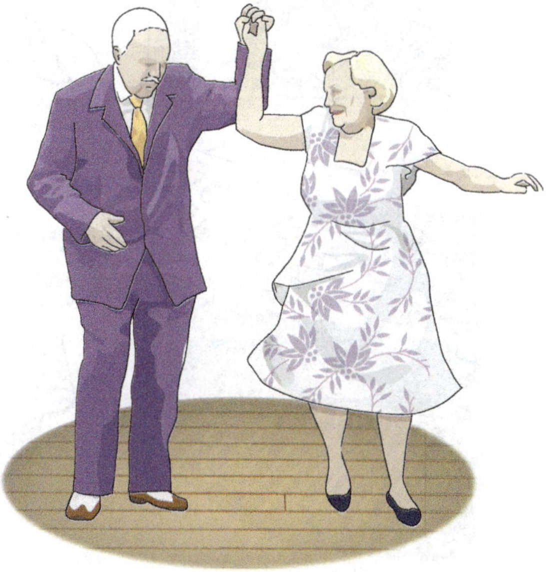

- Tomar um banho de espuma.
- Arranjar as mãos/pés.
- Entregar-se a uma massagem.
- Apanhar maçãs ou morangos.
- Ir ao bowling ou ir jogar minigolfe.
- Cortar o cabelo - é um estímulo garantido.
- Dançar (ainda que seja na sala de estar).
- Fazer uma sesta - existe algo melhor?
- Andar pelo bairro ou na natureza.
- Ter uma aula de ginástica como ioga, alongamentos ou hidroginástica

Fase Social - Aproximação

Ficar em contacto com familiares e amigos tem muitos benefícios. Por um lado, é divertido, e quem não gosta de uma boa dose de diversão? O seu humor e perspetivas vão por vezes vacilar. É normal. Mas rodear-se das pessoas com quem gosta de estar e ama vai certamente ajudá-lo(a). Preencha então o seu calendário social com algumas destas ideias:

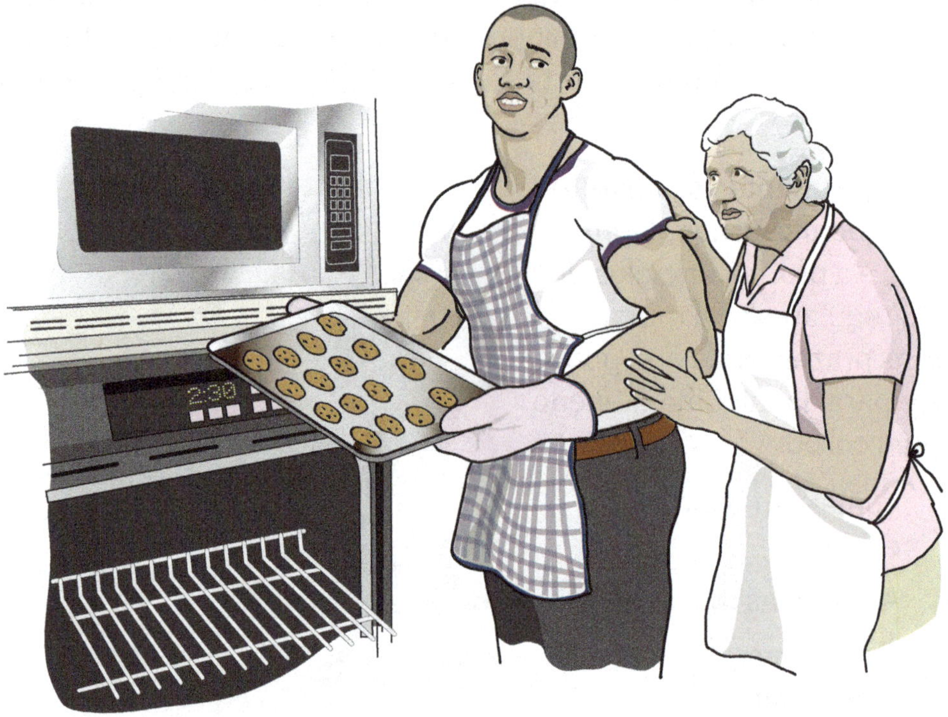

- Almoço de domingo com os amigos;
- Sessões de Zoom ou FaceTime - nada como um sorriso;
- Jogos de tabuleiro ou de cartas - torne isso numa atividade regular com amigos ou netos;
- Cozinhar: decida um tipo de cozinha e cozinhe alguns favoritos novos;
- Pastelaria: chocolate. Precisamos de dizer mais alguma coisa?
- Atividades comunitárias: clubes do livro, aulas de pintura, etc.

Os cuidados pessoais não têm de ser algo que dure muito tempo

Antes de pensar que os cuidados pessoas são algo mais com que se preocupar, há coisas rápidas e fáceis de fazer para arranjar tempo para si:

- Desfrute de uma chávena de chá ou café num canto sossegado da casa.
- Veja o pôr-do-sol durante algum tempo.
- Ouça a sua música preferida durante 15 minutos.
- Leia apenas um ou dois artigos da sua revista.

Essencialmente, incorporar os cuidados pessoais na sua vida é assumir o controlo. A qualidade de vida não lhe é entregue de bandeja... nem a ninguém. Tem de a criar. Tem tudo a ver com a forma como se vê quanto lida com este diagnóstico e as decisões que toma sobre o que quer para percorrer este caminho

O que vê?

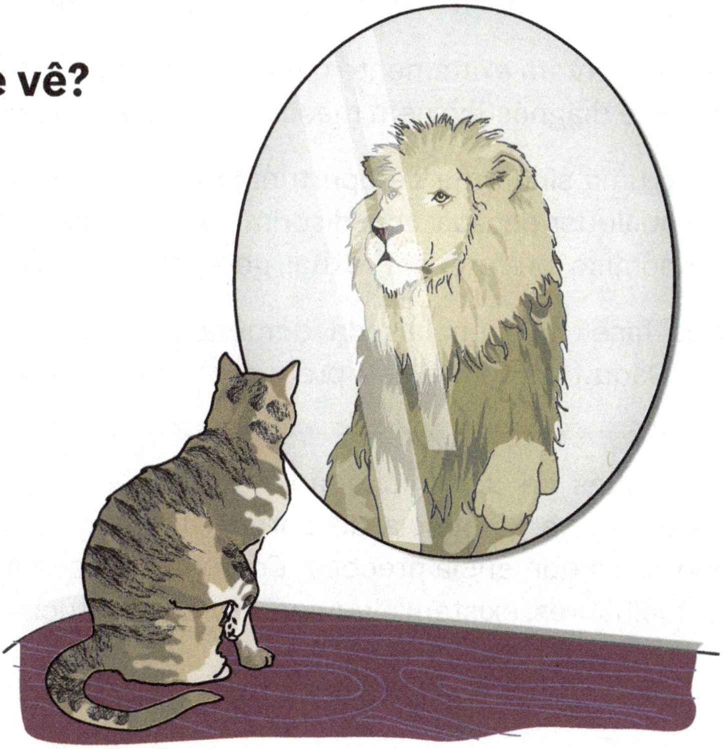

Sumário

Um diagnóstico de demência não define o seu ser TODO. Pode continuar a usufruir de uma vida gratificante.

A demência não é uma doença. Pelo contrário, é um grupo de sintomas que ocorre devido a uma doença. Estes sintomas manifestam-se através de défices cognitivos e declínio. Basicamente, a demência acelera as mudanças naturais sofridas por um cérebro que está a envelhecer.

A demência é a perda ou destruição das células nervosas e da sua ligação ao cérebro. Quando essa ligação fica destorcida ou se perde, o seu pensamento, comportamento e sentimentos ficam afetados.

A idade é o fator que mais contribui para o desenvolvimento da demência.

A demência é progressiva. Os sintomas aumentam ao longo do tempo. Isto aplica-se tanto ao seu estado físico como mental.

Nem todos apresentam exatamente o mesmo conjunto de sintomas que levam a este diagnóstico nem mesmo ao longo da doença.

A demência é uma síndrome de oportunidade equitativa que pode acontecer a qualquer pessoa. Não discrimina com base em género, estatuto económico, preferência sexual, geografia ou etnia.

Existem três fases sequenciais da demência: inicial, intermédia e avançada. Cada fase tem o seu próprio conjunto de sintomas e desafios.

As causas comuns da demência são a doença de Alzheimer, a demência vascular, a demência de corpos de Lewy, a demência frontotemporal e a demência precoce. Embora a maioria apresente sintomas semelhantes, existem algumas diferenças cruciais.

Há muitas outras condições que podem parecer demência. Podem incluir défice cognitivo subjetivo, défice cognitivo ligeiro, depressão, delirium e demência alcoólica.

À medida que a demência afeta as suas taxas de resposta psicológicas e físicas, as suas capacidades de condução podem ficar comprometidas. Poderá ter de decidir entregar a sua carta de condução para sua própria segurança, bem como para segurança das outras pessoas.

A errância é uma realidade perigosa que pode afetar uma pessoa com demência de forma adversa. Podem ser tomadas várias medidas para garantir a sua segurança e bem-estar físico.

Os avanços tecnológicos e os produtos inovadores podem facilitar a sua vida diária e ajudá-lo(a) a manter a sua independência durante mais tempo.

O abuso financeiro é muito comum para pessoas com uma condição de saúde a longo prazo. Proteger-se e estar vigilante é primordial.

A tecnologia também facilitou a forma como os burlões atuam. Consulte os cuidadores informais em quem confia e o seu banco e tome as medidas apropriadas para evitar que isto aconteça. Abstenha-se de partilhar informações pessoais ou enviar dinheiro a alguém que não conhece.

Criar um ambiente em casa seguro vai ajudar a evitar o risco de quedas ou acidentes, bem como tornar o seu ambiente isento de stress.

Incorporar ativamente as rotinas de cuidados diários, tanto físicas como psicológicas, na vida diária e semanal vai dar-lhe tranquilidade, paz de espírito e um sentido de controlo sobre o seu diagnóstico.

Sumário

Secção II: Cuidadores informais

Uma Jornada do Cuidadora Informal Leva à Prescrição em Educação e Apoio

Já estive no seu lugar. Fui cuidadora informal da minha mãe durante 12 anos. Essa experiência moldou quem sou hoje. Estou a contar a minha história porque não quero que seja também a sua história.

A minha mãe foi diagnosticada com a doença de Alzheimer em setembro de 2006 e isto num período muito conturbado. O meu pai tinha morrido recentemente e eu acabara de ter o meu terceiro filho após uma gravidez difícil. Tinha um emprego, um marido, uma casa e expetativas da sociedade para mim. E agora tinha também aquilo: tornar-me uma a informal. Precisava ser a melhor parceira de cuidados possível.

As pessoas que me conheciam na altura nunca conseguiram quebrar a figura de supermulher que eu criara há já muito tempo. Era impenetrável - Fortificada com uma armadura e um superpoder extraordinário. Uma crença profunda que conseguia lidar com tudo. Ou seja, até não conseguir.

Adicionar à realidade diária implacável de gerir os cuidados da minha mãe o facto de ser confrontada com tantos sintomas cognitivos peculiares e desafios físicos exigentes deixou-me exausta. Não estava de todo preparada para como ia ser difícil e confuso.

Fui-me abaixo. Muito abaixo. E fiz isso a mim mesma. Automediquei-me com álcool e atenuei tudo com compras online. Tinha uma atitude hipócrita e era egoísta nas minhas escolhas. Tornei-me autodestrutiva na forma como lidei com a minha própria saúde, bem como na minha relação com os meus filhos e o meu marido.

Tive um esgotamento por ser parceira de cuidados. Estava vazia e não tinha mais nada para dar a mim mesma ou a outra pessoa.

Em retrospetiva, cheguei a esse ponto por dois motivos. Um devido a quem sou. Sempre coloquei expetativas irrealistas a mim mesma para exceder-me e ultrapassar. Escondi a minha vulnerabilidade enquanto ser humano para cumprir as expetativas de toda a gente sobre quem deveria ser - perfeita - e o que conseguiria fazer - tudo.

O outro motivo foi porque não estava de todo preparada para o diagnóstico da minha mãe.

"É demência, boa sorte." Foi todo o aconselhamento médico que recebi. A demência é complexa e a comunidade médica nem sempre fornece informações suficientes, nem se sente empática com a importância de procurar serviços educacionais ou comunitários, dois sistemas de apoio vitais necessários para dar os melhores cuidados à pessoa com demência. Raramente é dada às famílias uma "receita de cuidados" para ultrapassar todos os desafios associados a esta condição. Adicionem a isto o estigma persistente atribuído à demência, que impede muita gente de procurar ajuda, e acabam, em vez disso, com uma "receita de problemas".

Recebi ajuda. E tive a sorte de estar rodeada de pessoas que gostavam de mim. Durante este período de cura, tornei-me mentora voluntária, depois consultora de cuidados certificados da demência. Um lugar de oradora convidada na Universidade McGill levou a um convite para lançar um projeto-piloto de educar cuidadores informais nas famílias.

Se este tipo de apoio me tivesse sido disponibilizado, a minha vida poderia ter tomado outro rumo. Naquela altura, sabia que queria ajudar quem vinha ter comigo a ter melhores informações sobre a demência e o seu impacto considerável em todas as pessoas envolvidas.

Não se esqueça de que o seu principal objetivo é garantir que a pessoa com demência esteja **FELIZ, SEGURA E BEM CUIDADA**.

Eis o que aprendi.

ACEITE O DIAGNÓSTICO. É a única forma de uma pessoa com demência receber os melhores cuidados. Devido ao seu trauma cerebral, podem sofrer de anosognosia, ou a incapacidade de reconhecerem que algo está errado do ponto de vista médico. Portanto, cabe-lhe a si ultrapassar esse choque inicial e a rejeição do mesmo.

ACEITE O APOIO. "Muito obrigado, mas ainda não cheguei lá." Não consigo dizer quantas vezes disse estas palavras ou as ouvi dos cuidadores informais ao longo dos anos. Porque será que os familiares acham que não podem pedir apoio nem ter o direito de viver as próprias vidas? A demência tem um efeito negativo. Tratar de si desde o início poderá evitar uma crise mais tarde, como um esgotamento, que teria um impacto negativo em todos, incluindo a pessoa com demência.

Construa um círculo de cuidadores informais imediatamente após o diagnóstico - família, amigos, comunidade e/ou recursos privados e públicos - que o(a) ajudem com as tarefas e ofereçam um apoio à saúde mental e descanso.

EDUQUE-SE: O conhecimento é a sua ferramenta mais poderosa. Aprenda tudo o que puder sobre sintomas e progressão. Faça muitas perguntas. Pesquise serviços de apoio na sua comunidade. Use este Guia como uma dessas ferramentas.

ANTECIPE: A demência muda constantemente, por isso precisa de estar um passo à frente. Tomar decisões sobre cuidados de saúde, necessidades pessoais, situação de vida, questões jurídicas e financeiras é crucial. Recomendo vivamente que faça isto em conjunto com o seu ente querido enquanto ainda for exequível.

PESQUISE: Aceder a programas públicos e privados pode ser um processo moroso, especialmente se a elevada procura criar listas de espera. Uma vez mais, comece cedo a obter os melhores resultados possíveis para si no sítio certo.

DEFENDA-SE: O papel de defensora tornou-se um dos mais importantes para mim. Isto salvaguardou o bem-estar e a dignidade da minha mãe para o resto da vida dela. Tornei-me a voz dela e terá de fazer o mesmo pelo seu ente querido. Fazer escolhas de vida para outra pessoa é profundo; dê-lhe o título de "amor difícil." Não se esqueça de que o seu principal objetivo é que continuem **FELIZES, SEGUROS E BEM CUIDADOS**. Deixe que isso seja a força que o(a) guia.

Todos estes assuntos são abordados em pormenor neste Guia. Demos imensos passos desde o diagnóstico da minha mãe e continuaremos a fazê-lo.

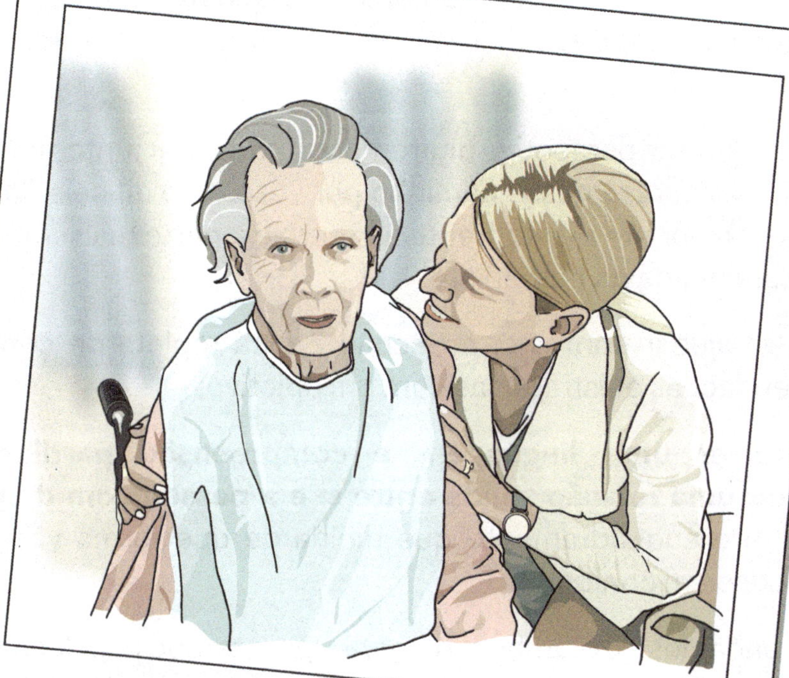

Eu e a minha mãe. Vieno Leskinen. Montreal, Quebeque. Abril de 2015

Desejo-vos o melhor, toda a resiliência e força.

Claire

Claire Webster
Fundadora e Embaixadora,
Programa de Educação para a Demência da Universidade McGill

Demência e Cuidadoras Informais

O diagnóstico é confirmado e é feito um novo compromisso entre si e a pessoa com demência. Vai enfrentar situações e desafios inesperados, mas haverá uma constante. A demência vai evoluir e mudar com o tempo e, com isso, também evoluirá a sua relação e as suas responsabilidades.

Embora seja uma perspetiva diferente, estão a viajar juntos na mesma estrada e as curvas nesse caminho por vezes são difíceis de se ver. Continuar a pôr um pé em frente ao outro é a parte mais importante desta caminhada da demência.

Para o(a) ajudar com isto, a Secção 2 está repleta de conselhos, recomendações e estratégias com um objetivo:

Desenvolver uma linguagem e compreensão partilhadas e construir uma relação sólida entre si e a pessoa com demência. Este será o enquadramento que molda de que forma vão gerir o diagnóstico em conjunto.

Recomendamos que também reserve algum tempo para ler a Secção 1, a qual se dirige à pessoa com demência. Quanto mais souber, mais bem equipado(a) estará para lidar com o que está para vir. Ganhará uma melhor perspetiva do tipo específico de demência com que a pessoa de que vai tratar foi diagnosticada e aprenderá o que esperar ao longo das três fases da síndrome.

Assim sendo, a Secção 2 destina-se a si, o cuidador informal. É apresentada de forma prática para o(a) ajudar:

- Determine que tipo de cuidador informal é;
- Faça a gestão das suas emoções e expetativas;
- Encontre ferramentas práticas para lidar com várias situações;
- Desenvolva competências eficazes de comunicação.

Por fim, aprender a dar prioridade ao bem bem-estar enquanto cuida de outra pessoa é crucial. Dar-lhe-emos ideias e sugestões sobre como cuidar de si.

Poderá haver obstáculos, mal-entendidos e, sim, alguns dias maus, mas isto não tem de definir cada aspeto da sua vida nem da pessoa com demência. Embora este Guia se destine a prepará-lo(a) para os desafios, também pretende lembrar-lhe de que haverá alegria, risos e afetos. Aprenderá a direcionar a sua atenção do que já não pode ser feito para o que ainda se pode fazer. **Ninguém se define por apenas uma coisa. E a demência é apenas uma coisa. Isto não representa uma pessoa ao completo e de tudo o que as torna únicas.**

A jornada começa. E este Guia vai acompanhá-lo(a) em casa etapa.

> "À semelhança de cada indivíduo, as pessoas com demência são primeiramente pessoas. Como todos nós, têm uma dignidade, um valor e uma personalidade inerentes que permanece com elas ao longo da doença e isto tem de ser sempre respeitado."
>
> — Alzheimer Society of Canada

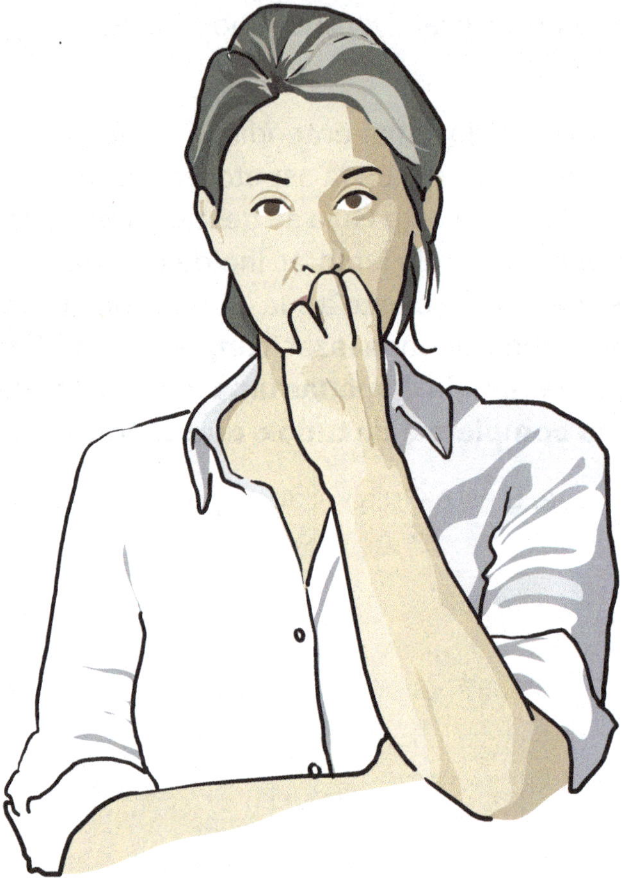

Começa.

Portanto, aconteceu algo.
Recebeu um telefone ansioso do(a)
seu(sua) melhor amigo(a)?
Pediram-lhe que fosse a casa dos seus pais?
Está a lembrar-se de todas aquelas
conversas estranhas com o(a)
seu(sua) parceiro(a)? E é por isso
que está aqui sentado(a), reunidos
em antecipação?

Alguém vai dizer que é demência?

Definição de cuidador informal

As palavras são importantes. É por isso que a definição de cuidador informal é tão importante de compreender e porque a usamos aqui no nosso Guia. Cuidador informal evoluiu do termo frequentemente utilizado “prestador de cuidados”. Isto sugere um desequilíbrio na relação em que a pessoa com uma condição assume um papel mais passivo.

No sentido mais lato, ambos os termos significam prestar assistência e apoio a alguém com as tarefas da vida diária. Quer seja por motivos de saúde debilitada, idade, acidente ou queda, doença mental ou, neste caso, um diagnóstico de demência.

Identificar como cuidador informal transmite instantaneamente cooperação e ligação - **parceiros em cuidados**. Aqui, o foco será em cuidadores informais amigos e familiares - pessoas que não são pagas para participarem ativamente na via diária de uma pessoa com demência.

A demência exige grandes doses de empatia e paciência. Muito irá depender do tipo e da fase da demência, da sua relação com o seu ente querido e da sua dinâmica, bem como da sua própria situação familiar e laboral. Como pode imaginar, vai alternar entre frustração e recompensa, tristeza e alegria.

Conforme indicado na primeira secção, a demência é progressiva. Pode também ser imprevisível. Isso significa que qualquer estratégia ou solução que tenha funcionado um dia, poderá não funcionar necessariamente outra vez. Ser capaz de se adaptar e mudar será essencial. Isto inclui inevitavelmente aprender tanto com os seus erros como com os seus sucessos. Haverá ambos.

Não tem de o fazer sozinho(a). Depender dos outros na sua vida será inestimável para si e para a pessoa com demência. Ao longo desta secção, vamos enumerar vários recursos a que pode aceder para obter assistência e apoio.

Tipos de Cuidadores Informais

Cada círculo de cuidadores informais é diferente. Frequentemente, os cuidadores informais são cônjuges, parceiros, filhos, irmãos, sobrinhos, amigos chegados e até mesmo vizinhos. Qualquer combinação dos cuidadores informais descrita abaixo pode ser implementada.

Cuidador informal principal

Presta apoio diário de várias formas, seja físico, psicológico ou emocional. Pode ir desde gerir a casa, cozinhar e limpar, ajudar com o banho, a vestir, a comer e com a medicação, ou acompanhar às consultas médicas e outras saídas. Poderá também ajudar com tomada de decisões vitais e ser um ouvido solidário para ouvir as necessidades e preocupações da pessoa de quem está a tratar.

Cuidador informal secundário

Esta pessoa é normalmente considerada um recurso de apoio ao cuidador informal principal. Poderá aliviar a carga durante a noite ou ao fim de semana, fazer recados ou ajudar com quaisquer outras tarefas. Na verdade, pode haver vários cuidadores informais secundários.

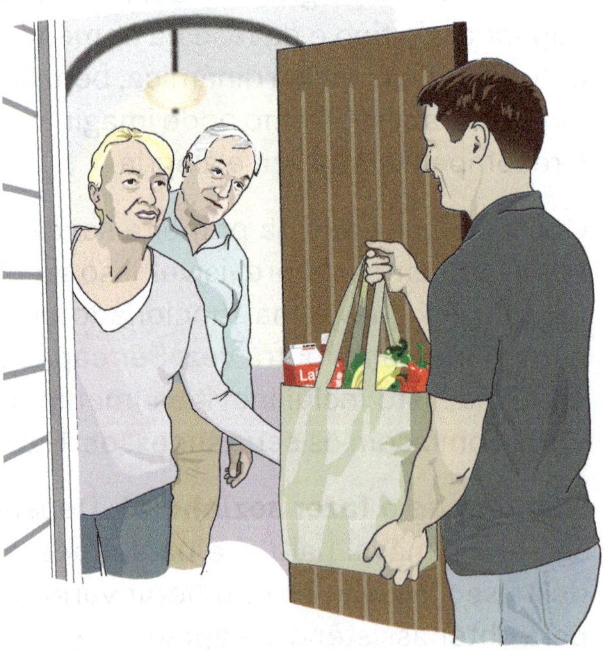

Cuidadores informais de longa distância

Os cuidadores informais que vivem longe também podem ajudar. Podem aceder a recursos online ou fazer telefonemas para marcar consultas, pagar faturas se forem autorizados a tal e marcar limpezas, trabalhos no quintal ou serviços de entrega de refeições. Todas estas iniciativas são importantes e ajudam a diminuir a carga. Podem também dar apoio emocional aos outros cuidadores informais e à pessoa com demência através de conversas regulares por telefone ou vídeo.

Cuidadores informais profissionais

Se tem outras responsabilidades, como um emprego ou filhos para cuidar, encontrar um equilíbrio entre as suas necessidades e a pessoa diagnosticada poderá ser feito arranjando alguém qualificado que venha a sua casa auxiliar com as tarefas diárias ou fazer companhia. Pode explorar opções públicas e privadas na sua área.

Cuidadores informais informais

Poderá haver vários cuidadores informais na sua rede... pense neles como uma aldeia. Vizinhos preocupados que cortem a relva sem que lhes seja pedido, um amigo que o(a) leve a jantar fora ou um voluntário que passe tempo com a pessoa diagnosticada com demência.

As discussões em curso serão necessárias entre todos para determinar que papel de parceiro assumirá e de que forma dividir as tarefas. Isto deve basear-se na sua disponibilidade, recursos, capacidades ou talentos. As tarefas estarão sempre a mudar consoante a fase e os sintomas da demência.

> "O carvalho é a árvore mais robusta da floresta, mas o salgueiro curva-se e adapta-se. Quando há um incêndio e uma tempestade, é o salgueiro que sobrevive."
>
> — Kara Barbieri

Tornar-se um Cuidadores Informais

Os amigos e a família são normalmente os primeiros a reparar no esquecimento de alguém ou no facto de os comportamentos estranhos se tornarem cada vez mais frequentes. Isto deve incitar a uma consulta num profissional de saúde para obtenção de respostas e **poderá ser o início da sua jornada enquanto cuidador informal**.

Não seja afastado com a negação através de observações como:

"Claro, lembro-me dela. Há quanto tempo."

"Estou cansado, só isso. Amanhã estarei melhor."

"Perdi-me novamente. Não é preciso dramas."

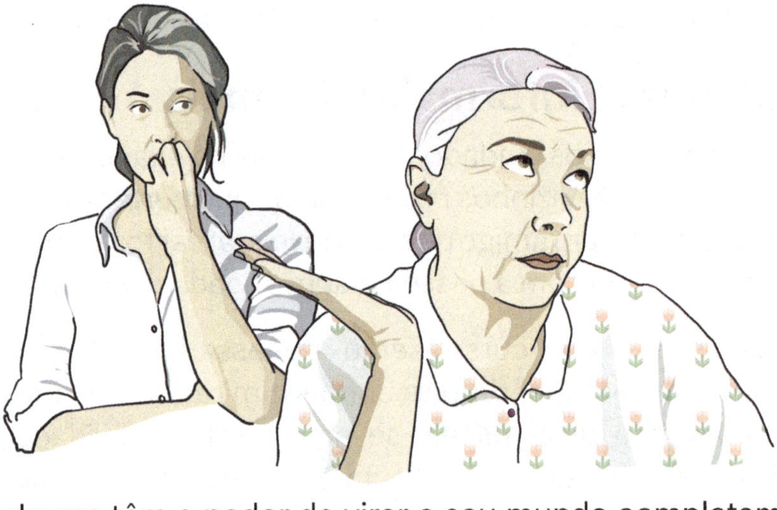

Poucas palavras têm o poder de virar o seu mundo completamente ao contrário como a demência. Factos importantes a reter:

- Este diagnóstico é irreversível.
- O raciocínio reduzido, as alterações no discernimento e na personalidade, são marcadores significativos de demência.
- Comportamento problemático, palavras ou ações ofensivas são frequentemente resultado do efeito da demência no cérebro. O seu ente querido não está a ser difícil, preguiçoso ou rude de propósito. Tente não tomar isto de forma pessoal.

Reconhecer as suas emoções

Assim como existem fases de demência, existem também fases de emoções perante este diagnóstico. Ninguém responde da mesma forma ou na mesma ordem. **A única coisa consistente com que pode contar é que cada dia será diferente.**

Poderá viver uma das seguintes situações:

- Abandono e negação à medida que alguém importante para si sofre alterações na vida além do seu controlo;
- Uma onda natural de empatia, compaixão e tristeza;
- Frustração, raiva e até culpa, à medida que contempla a forma como este diagnóstico vai interferir com a sua própria vida;
- Tristeza por antecipação pois alguém que admira ou de quem depende para companhia e amor vai-se perder para si de forma progressiva. Uma reversão dos papéis pode ser difícil de aceitar;
- Desalento e ressentimento se a sua relação era complicada ou frágil antes do diagnóstico. Poderá ter uma atitude negativa difícil de ultrapassar ou ver isto como uma oportunidade para curar uma relação fraturada;
- Ter saudades da situação anterior. Vai ansiar por momentos do seu passado partilhado que tiveram significado.

Tem direito a todos os seus pensamentos e sentimentos. Nenhum deles é errado e ninguém o(a) pode julgar aqui.

Comunicação

As pessoas com demência não se lembram de que não se podem lembrar. É algo que tem de ser relembrado.

A própria natureza da demência afeta a capacidade para organizar pensamentos e dizê-los em alta voz.

A comunicação é a forma de revelar quem somos, aquilo em que acreditamos e o que nos faz felizes ou tristes. É a forma de partilharmos as nossas ideias e histórias sobre o nosso passado e o nosso presente, bem como as nossas esperanças e aspirações para o futuro.

É também a forma de aprendermos todas as coisas sobre outras pessoas. Essa partilha é o que nos liga uns aos outros.

Existe uma curva de aprendizagem para todos os que estão envolvidos neste diagnóstico. Enquanto cuidador informal, vai testá-lo, mas se deixar, poderá ser uma lição de vida que confronta os seus próprios medos - e contempla a sua coragem.

> "Aprendi que as pessoas se esquecem do que disse, as pessoas esquecem-se do que fez, mas as pessoas nunca se esquecerão de como as fez sentir."
>
> — Maya Angelou

Pistas verbais

Embora possa parecer óbvio, as pistas verbais são reveladoras. No entanto, para ser um comunicador eficaz, **é mais do apenas as palavras que diz, é a forma como as diz**.

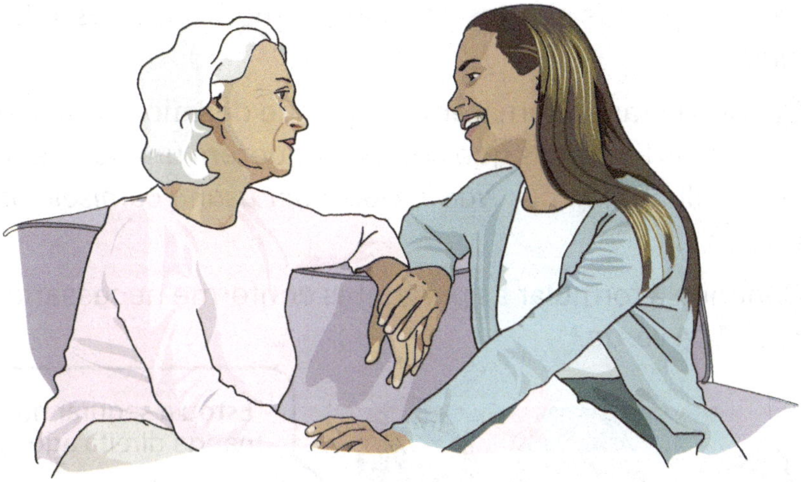

Quando combinados, os seguintes elementos do discurso podem transmitir interesse ou desinteresse, confiança ou incerteza, empatia ou raiva. Ao comunicar com a pessoa com demência, pode ter a certeza de que isto terá impacto na forma como fala e na forma como a sua mensagem é recebida.

Duração: Ajuste o seu ritmo de comunicação para dar ênfase a palavras importantes para que o ouvinte consiga absorver e refletir naquilo que está a dizer.

Volume (alto ou baixo): Mantenha um tom de voz regular e evite gritar.

Pausas (duração das pausas, quantas): Evite divagar e usar demasiadas palavras como "hum" ou "uh".

Ritmo (velocidade, seja rápido ou lento): Fale lentamente e pronuncie as palavras claramente para garantir a compreensão.

Entoação (subida e descida de uma voz): É o ritmo da sua voz e pode expressar emoções. Evite um tom monótono que possa transmitir aborrecimento.

Adote estas técnicas úteis:

- Esteja sempre de frente para a pessoa e na mesma linha de visão.
- Use afirmações verbais como *"estou a ver"* ou *"percebo."*
- Faça perguntas abertas primeiro, como *"O que posso fazer para ajudar?"*
- Quando estas se tornarem um grande desafio, mude para perguntas fechadas que apenas requerem um tipo de resposta ou escolha *"Sim"* ou *"Não"*: *"Hoje quer usar a camisola azul ou a verde?"*
- Continue a formular as perguntas conforme necessário: *"A azul?", "A verde?"*

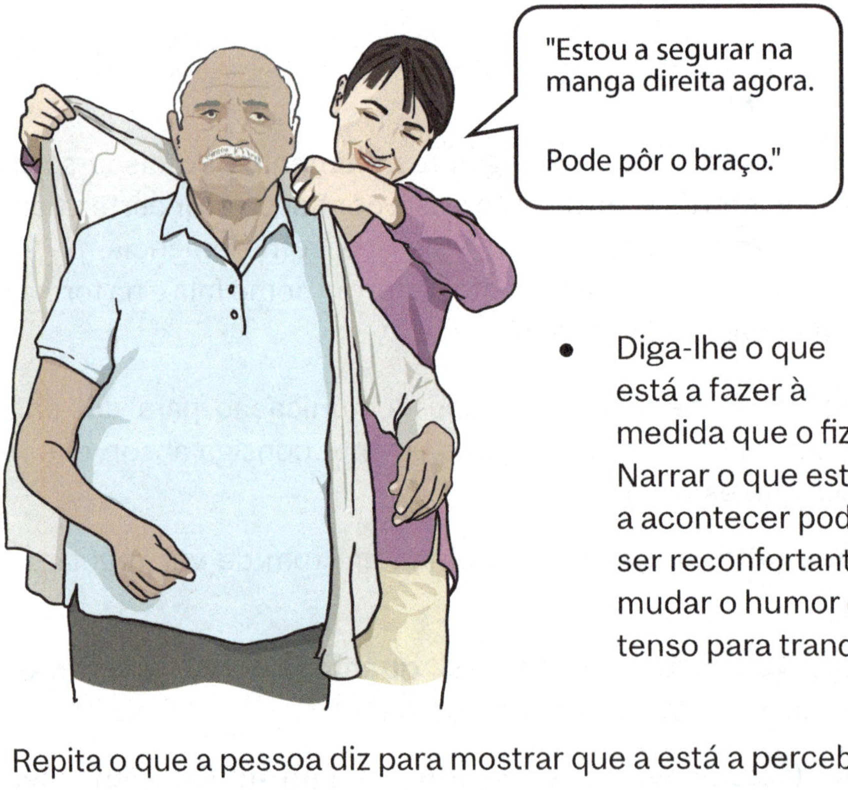

- Diga-lhe o que está a fazer à medida que o fizer. Narrar o que está a acontecer pode ser reconfortante e mudar o humor de tenso para tranquilo.

- Repita o que a pessoa diz para mostrar que a está a perceber:
- "Está a dizer-me que..."
- Use frases curtas e repita as vezes necessárias.
- Dê instruções claras e concisas e não dê muita informação de cada vez.

Seja um bom ouvinte ativo

Embora possa ter boas intenções, esperar satisfazer as necessidades rapidamente e ser paciente nem sempre será fácil. Normalmente, uma pessoa com demência leva mais tempo a ser compreendida.

Evite maus hábitos de comunicação:

- Interromper. Qualquer pessoa pode ficar irritada se for constantemente cortada.
- Acelerar as conversas terminando as frases. Dê tempo suficiente à pessoa com demência para responder.
- Fazer a sua própria interpretação daquilo que pretendem dizer antes de poderem concluir o seu pensamento.
- Dar opiniões rápidas ou respostas impulsivas.
- Corrigir ou contradizer quando a sua memória de uma pessoa ou evento for distorcida.
- Usar provérbios ou expressões que possam confundir, tal como "falar do diabo" ou "quebrar o gelo".
- Ser condescendente, falar de forma simples ou falar por cima de uma pessoa com demência. Ser sempre respeitador.
- Barulhos que provoquem distração, como a televisão ou o rádio em alto som, ou crianças animadas ou animais de estimação na mesma divisão.

A verdade é que as necessidades de uma pessoa com demência vêm antes das suas ao estabelecer como comunicam eficazmente uma com a outra. A sua compreensão sobre o que está a ocorrer à sua volta e ser compreendida é mais importante. Uma forma de evitar potenciais conflitos é tomar uma decisão importante: qualquer comportamento que não seja prejudicial para essas pessoas ou outras pode ocorrer. Afastar o stress será sempre benéfico para todos.

Pistas não verbais

Há muita investigação científica que indica que os humanos "falam" uns com os outros de várias formas que não incluem realmente palavras. Alguns estudos sugerem que é aproximadamente 70%, enquanto outro vão mais longe atribuindo 93% da comunicação a esta categoria.

A comunicação não verbal nunca para. Inclui expressões faciais, contacto visual, linguagem corporal, postura, toque, sons e a proximidade a que ficamos ou nos sentamos de alguém.

Estar envolvido e manter-se amigável melhora as hipóteses de uma conversa produtiva.

Conselhos para comunicar com sucesso:

- Use uma voz agradável. Não grite com o seu ente querido a partir de outra divisão.
- Mantenha o contacto visual e diga frequentemente o nome da pessoa.
- Dê conforto e afeto através de toques gentis.

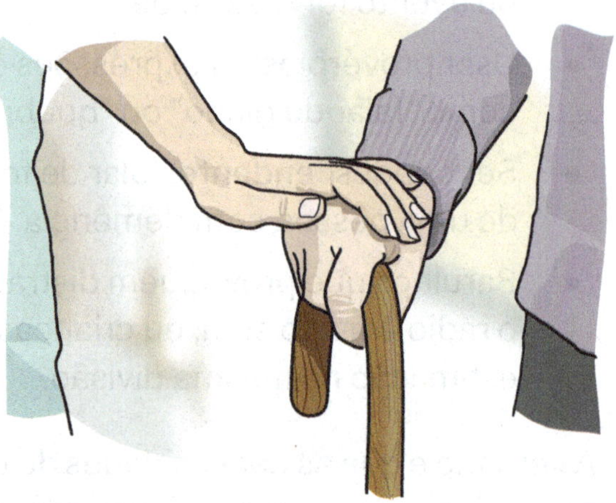

- Evite ações repetitivas que desencadeiam reações adversas.
- Fique confortável com períodos de silêncio.
- Certifique-se de que as suas palavras estão em sintonia com as suas pistas não verbais.
- Use gestos para dar ênfase ao seu significado. Por exemplo, aponte para a toalha e para o champô na hora do banho.
- Valide as emoções da pessoa. Toda a gente, tenha ou não demência, quer saber que foi ouvida.

- Evite revirar os olhos, cerrar os lábios, franzir as sobrancelhas ou bater com os pés para verbalizar a sua impaciência.
- Evite ficar verbalmente chateada com a pessoa. Afaste-se um pouco para se recompor, se necessário.
- Ria as vezes que puder. O humor cura, liga e liberta a tensão. Tudo coisas boas.

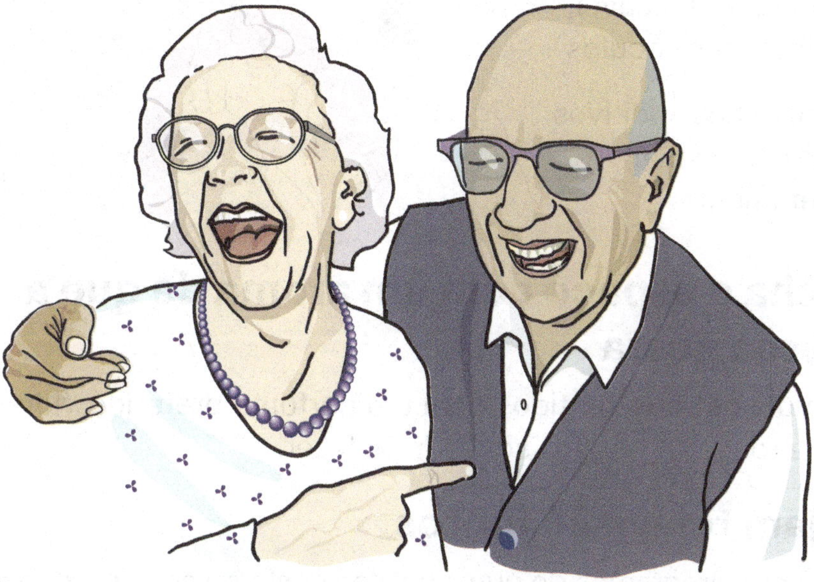

Adaptar o seu tom e as expressões faciais vão tornar-se competências importantes a aprender à medida que a demência progride.

Enquanto adapta as suas competências de comunicação, é igualmente importante familiarizar-se com a forma e o que o seu ente querido está a tentar transmitir-lhe.

Poderá estar a tentar dizer-lhe que:

- Sente dor física ou desconforto;
- Está incomodado(a) com os barulhos altos ou com as luzes fortes;
- Tem fome, sede, sente-se aborrecido(a) ou sozinho(a);
- Precisa de ir à casa de banho ou está cansado(a) e quer ir para a cama;
- Está com roupas ou sapatos desconfortáveis;
- Tem muito calor ou muito frio.

Conselhos adicionais

Verifique a visão e audição da pessoa

Marque check-ups anuais com o oftalmologista ou o otorrino. Se aplicável, verifique se os óculos ou aparelhos auditivos estão a funcionar corretamente.

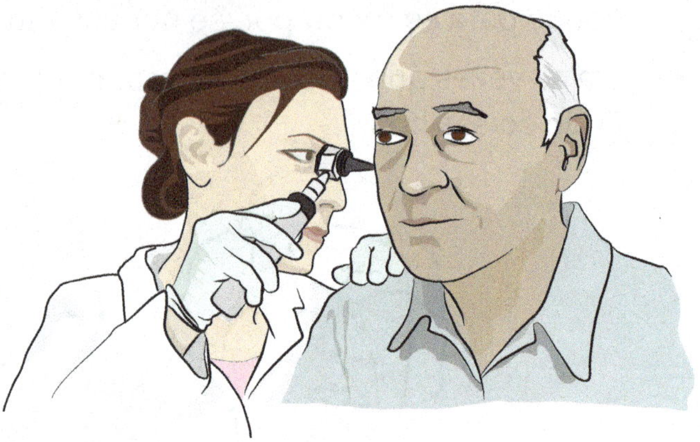

Encha o espaço com um aroma de que a pessoa gosta

Estimule os seus sentidos com um perfume preferido, flores, spray para a roupa ou comida acabada de fazer.

Vejam televisão juntos

Selecione programas de que a pessoa gosta ou considere relaxantes. Programas sobre a natureza, comédia ou romance são uma boa aposta.

Leiam alto em conjunto

Escolha um livro ou autor de que gostem. Mesmo a mais recente revista de mexericos poderá ser divertida.

Ouçam música

Escolha um género, cantor ou banda preferidos. Ouvir música de que a pessoa não gosta tem o efeito oposto.

Dá trabalho ter uma relação de vida bem-sucedida. Enquanto cuidador informal, dedicar energia extra para compreender sinais verbais e não verbais ajudará a solidificar a vossa ligação e confiança. Ainda assim, ninguém é perfeito. É provável que tenha os seus próprios momentos de aborrecimento ou hostilidade. Perdoe-se. Amanhã é outro dia.

Passar por dinâmicas pessoais complicadas

Quer seja na família em que nasceu ou na que escolheu, há muitas coisas boas quanto a fazer parte de uma família: amor, amizade, pertença e aceitação. São quem lhe diz a verdade, critica, os seus mentores e os seus pares. São a sua casa.

No entanto, quando confrontados com uma situação como a demência, podem surgir conflitos e tensão. Cada um pode trazer o seu próprio conjunto de valores para a mesa e isso pode criar várias emoções que testam o círculo dos cuidadores informais.

Cada membro da família pode:

- Processar e reconhecer o diagnóstico de forma diferente.
- Interpretar a definição de "cuidador informal" de forma diferente.
- Determinar qual é a "solução" certa de forma diferente.
- Abordar a comunicação sobre o tema de forma diferente.
- Deixar que as relações divergentes com a pessoa com demência e uns com os outros influenciem as decisões.
- Trazer à tona a rivalidade, ciúmes, ressentimentos ou favoritismos entre irmãos e terem pontos de vista divergentes.

Por outras palavras, todos têm bagagem. Trata-se de um território desconhecido e a forma como navegam nestas águas será diferente.

Conselhos para reduzirem os pontos de vista conflituosos

Convoque uma reunião e envolva a pessoa com demência. Isto é exequível quando se está na primeira fase do diagnóstico. Faça com que o seu ente querido ocupe um lugar central para expressar as suas preferências sobre os seus cuidados, quem está envolvido, a casa familiar, assistência exterior ou qualquer coisa relativa ao diagnóstico. Embora mais difícil nas fases intermédia e avançada, poderá fazer o esforço para cumprir os seus pedidos.

Garanta que todos respeitam os desejos da pessoa com demência tanto quanto possível. Isto poderá inicialmente colocar os esforços de todos em sintonia. Em princípio, todos concordarão que querem os melhores cuidados possíveis para o seu ente querido.

Mantenha todos atualizados para evitar ressentimentos ou magoar alguém. Dê a vez a cada um para que respondam ininterruptamente.

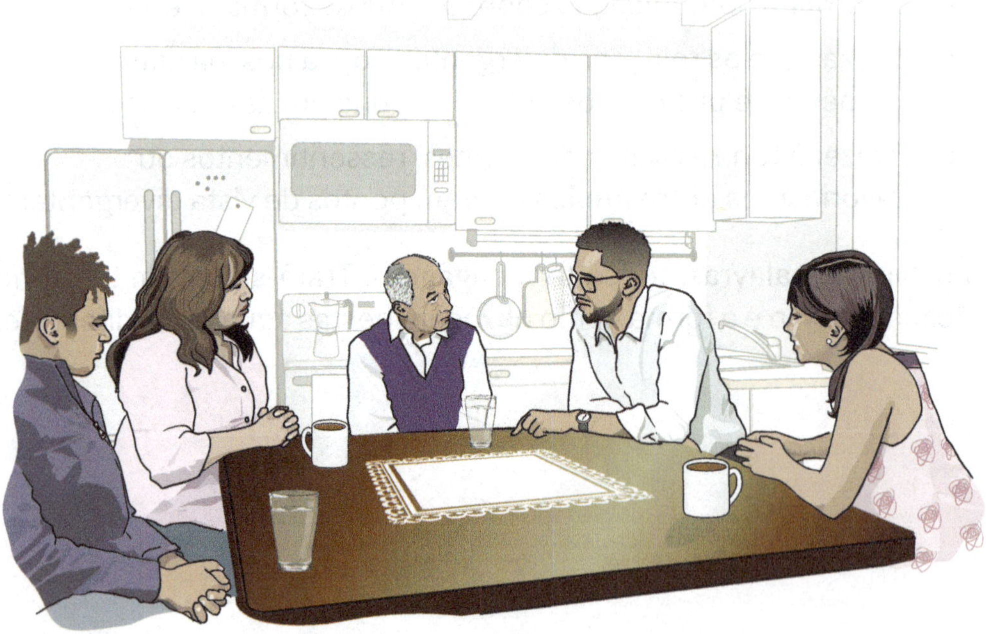

Os temas partilhados podem incluir:

- Resultados da consulta mais recente no médico e que novos tratamentos foram recomendados;
- Comentários feitos pela pessoa com demência relativamente às suas necessidades ou preocupações quanto ao progresso da condição;
- Custos incorridos devido a despesas jurídicas, financeiras, médicas ou da casa;
- Sugestões para a contratação de um cuidador informal profissional, enfermeiro ou serviço de limpeza;
- Mudar a pessoa da sua casa para uma residencial ou uma instalação de cuidados a longo prazo.

Aceite o que não pode mudar. Não perca tempo nem energia a argumentar. Nada é absoluto e, dada a natureza da síndrome, as coisas evoluem constantemente, incluindo a forma como todos se adaptam à situação.

Como tornar as responsabilidades justas entre parceiros

A realidade é que provavelmente não pode fazê-lo. **Alguém vai sempre colocar-se à frente e fazer mais** e assumir o papel de cuidador informal principal. Poderá depender do tipo de relação, da proximidade física, das finanças, de quem incorpora melhor os cuidados na agenda e quem consegue lidar emocionalmente com as complexidades de tratar de uma pessoa com demência.

Assim sendo, **seja preciso(a) com pedidos de ajuda**. Crie uma lista e distribua-a a todos. Faça-os assumir a liderança e selecionar as tarefas que querem assumir. Reveja e ajuste a liste frequentemente. Seja flexível e compreensivo. Se estiver sozinho(a), procure serviços sociais locais que possam prestar assistência.

Estabelecer rotinas

Todos nós abordamos a vida diária de uma forma diferente. É uma pessoa certinha ou mais espontânea? Quando se é cuidador informal, **opte sempre pela** rotina. Vai ajudá-lo(a) a estruturar a sua semana, dia ou até mesmo a sua hora, dando um horário fiável à pessoa com demência. Menos suposições e mais preparação levarão frequentemente ao resultado desejado.

Reestruture as informações entre cuidadores informais:

- Invista numa agenda de capa dura para anotar as atividades diárias. Discuta com a família e obtenha as suas opiniões.
- Explore os calendários online de várias pessoas. Use-os para delegar tarefas, cortar nas SMS, e-mails ou chamadas e reestruturas as informações.
- Crie um grupo de chat. É uma forma rápida de assinalar quaisquer alterações de última hora ou fazer uma pergunta.
- Crie uma lista de e-mails para reunir as informações de contacto de todos. Pode também ser usada para partilhar documentos anexos mais substanciais.
- Crie um grupo para videoconferência online. Marque conversas semanais para partilharem informações, trocarem dias ou tarefas com base na disponibilidade.

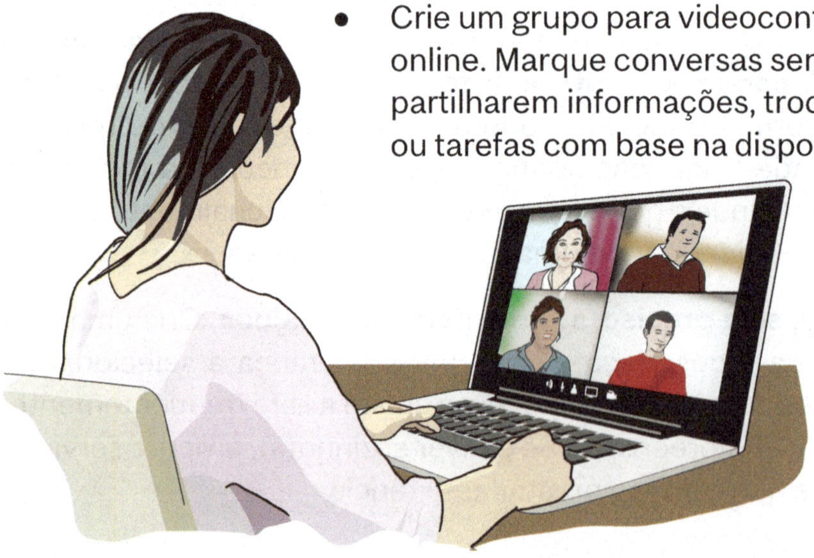

- Crie encontros presenciais. Faça-o durante uma refeição para ter contacto em tempo real e apoio num cenário mais relaxante. É um impulsionador para a moral e um espaço seguro para respirar com as pessoas do seu círculo.
- Vá tomar um café, outro alimento de grupo essencial. Marque conversas de vídeo curtas durante as pausas.
- Desenvolva a confiança. Seja aberto(a) às opiniões e compromissos dos outros. Por vezes, poderá ter de dizer "Não", bem como aceitar um "Não" de outra pessoa. Não se importe com isso.
- Continue a fazer o que faz o mais possível. Adira à filosofia "diga o que pensa e pense o que diz". Se dependem uns dos outros para manter tudo em ordem, não conseguirão libertar-se nem retomar frequentemente as responsabilidades.

Conselhos para simplificar uma rotina para a pessoa com demência

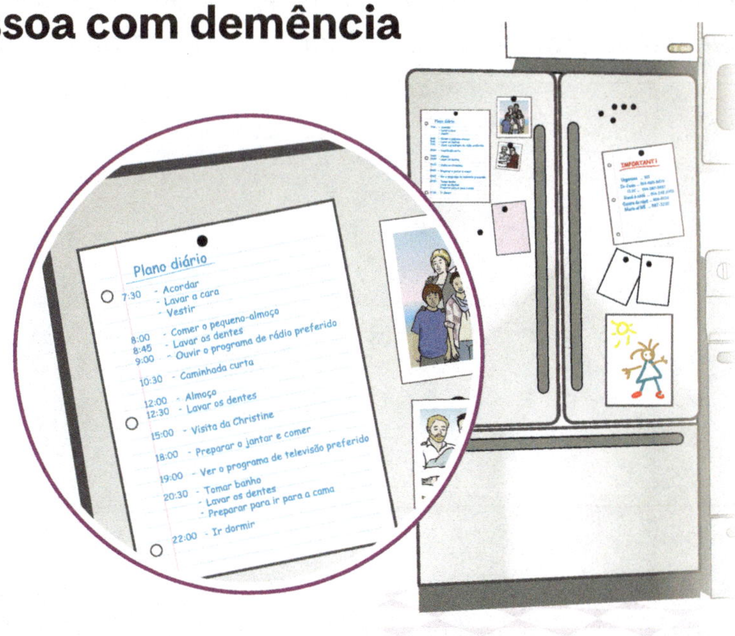

Marque as mesmas tarefas para a mesma hora todos os dias. Saber o que esperar, e quando, cria estabilidade e promove um sentido de realização para a pessoa com demência quando feito de forma bem-sucedida.

Definir objetivos diários e seguir passos definidos ativa o seu relógio interno. Como muitos de nós, uma pessoa com demência tende a acordar, comer, fazer exercício e dormir relativamente à mesma hora. As pessoas com demência podem agarrar-se a essa reserva de memória durante muito tempo e achar a rotina reconfortante.

Conheça os seus hábitos. Quanto mais envolvido(a) estiver nas atividades diárias, mais harmonizado(a) ficará com a forma de estar da pessoa com demência. Talvez goste de comer o pequeno-almoço antes de se vestir ou escovar os dentes antes de tomar banho. Fará com que sinta que tem o controlo, minimize o stress e mostra-lhe que respeita as suas escolhas.

Seja discreto(a). Ao ajudar com as rotinas pessoais, ambos podem sentir vergonha. Ninguém antecipa que precisará de assistência com as tarefas mundanas como vestir-se ou lavar a cara.

Ajudar uma pessoa com demência é melhorar a sua qualidade de vida encorajando a sua autoconfiança e independência o máximo de tempo possível, mais até do que escolher os sapatos ou a camisola certa.

Vestir

Ter uma boa aparência é sentir-se bem, quer seja com a sua melhor roupa ou com o seu conjunto mais confortável.

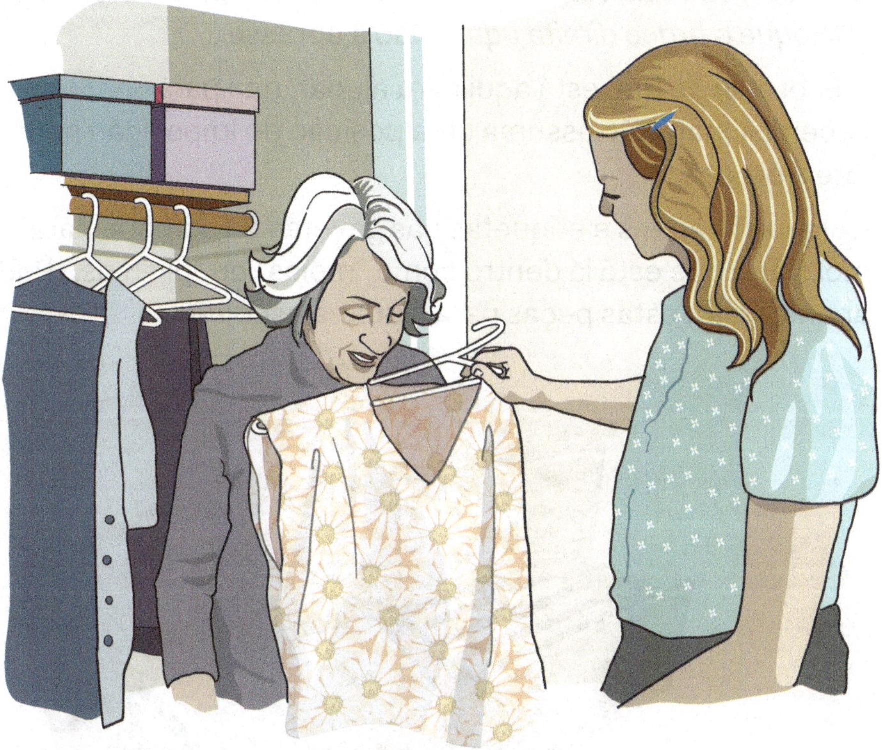

Conselhos para lhes facilitar a "parte do vestir":

- Pergunte o que lhe apetece vestir.
- Sugira uma roupa com base na atividade ou no tempo.
- Coloque as roupas por ordem do que se veste primeiro, começando pela roupa interior, as meias, as calças e a blusa.
- Escolha duas opções e deixe a pessoa escolher.
- Combine pistas verbais e não verbais como apontar para o armário e dizer: *"Vamos escolher algo para vestir."*

- Encoraje a pessoa o mais possível a decidir sozinha antes de intervir: *"Acertou."* Talvez só precise de ajuda para abotoar os botões.
- Ajude com passos pequenos e medidos. Passe uma peça de roupa de cada vez com claras instruções para cada uma: *"Coloque o braço direito aqui."* Não a apresse.
- Lembre-se de que está aqui para ajudar, não para supervisionar. Não assuma uma posição de imposição nem dite o processo.
- Coloque imagens e etiquetas nas gavetas da cómoda para mostrar o que está lá dentro como "meias" ou "pijamas." Pode apontar para estas peças para ajudar a escolhê-las.

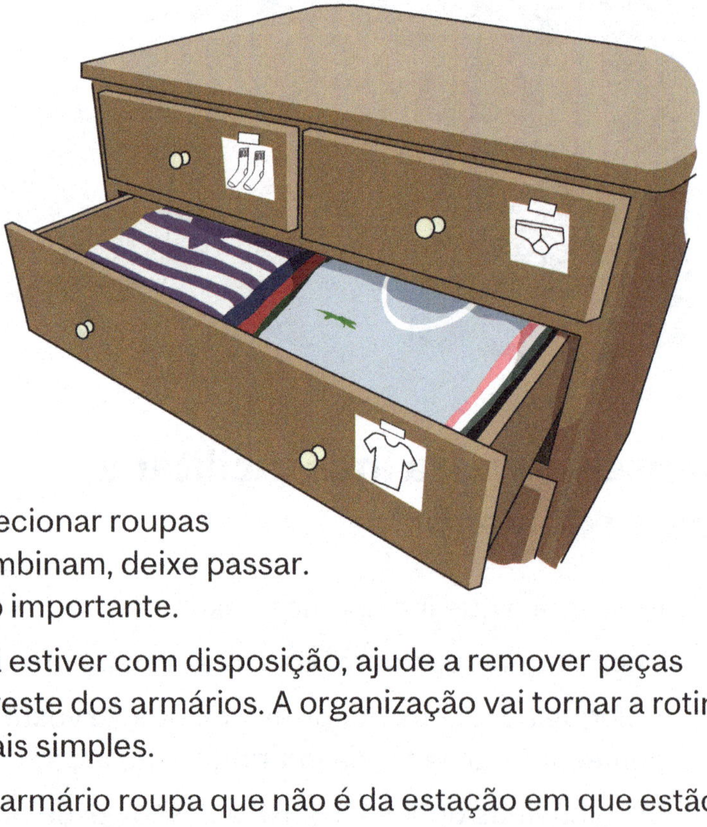

- Quando selecionar roupas que não combinam, deixe passar. Não é muito importante.
- Se a pessoa estiver com disposição, ajude a remover peças que já não veste dos armários. A organização vai tornar a rotina de vestir mais simples.
- Remova do armário roupa que não é da estação em que estão para evitar contendas, como vestir um casaco no verão.
- Se lhe falta espaço, divida o armário em secções para cada estação. Use sacos para manter as roupas de inverno fora da vista durante o verão e vice-versa.

Arranjar-se

Arranjar-se é um estímulo pessoal. Quem não se sente melhor com um cabelo acabado de lavar, a barba feita ou uma passagem do batom preferido?

Estimule o humor recorrendo a estes conselhos:

Reforce uma imagem positiva fazendo elogios sinceros: *"O seu cabelo fica muito bem assim com o risco ao lado."*

Faça com que seja uma saída sempre que possível. Faça marcações na barbearia ou no cabeleireiro. Combine pistas apontando para o rosto ou o cabelo com uma declaração de apoio como: *"É sexta de manhã, está na altura de fica ainda mais bonito(a)."*

Considere recorrer aos serviços ao domicílio se ir a determinados locais causa mais ansiedade do que felicidade.

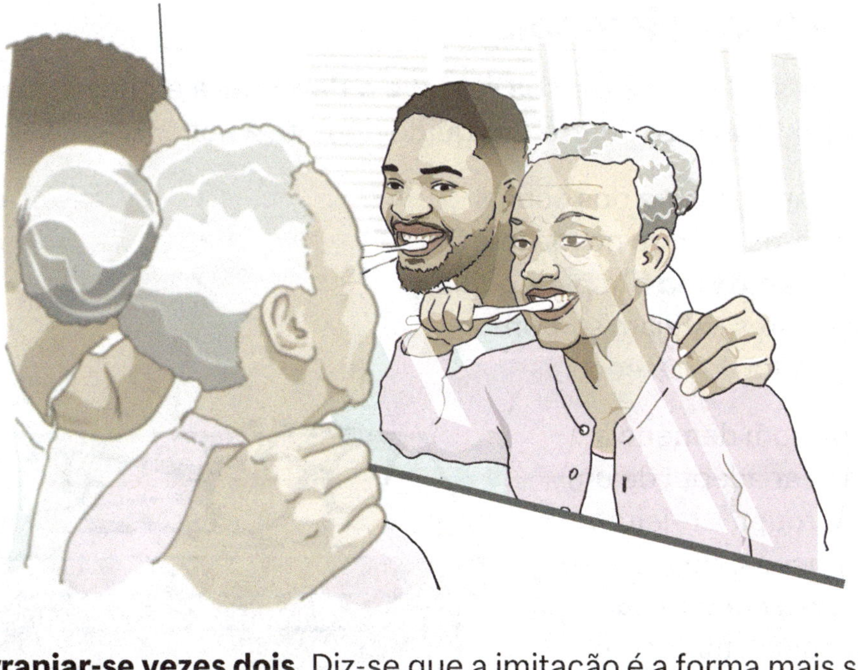

Arranjar-se vezes dois. Diz-se que a imitação é a forma mais sincera de elogiar. Se apropriado, penteie o seu próprio cabelo, corte as unhas, escove os dentes ou aplique um pouco de sombra nos olhos como encorajamento diário: *"Também vou fazer isso."*

A familiaridade traz conforto. Todos temos os nossos sabonetes, cremes, espumas de barbear ou aftershaves preferidos. Mantenha as marcas que a pessoa conhece. Envolver os sentidos poderá encorajá-la a manter boas práticas de se arranjar.

Faça contacto visual e oriente gentilmente as mãos quando a pioria dos sintomas tornar mais difícil seguir as tarefas. Seja a pessoa que lhes dá ânimo. Diga: *"Veja só que sorriso lindo"*, enquanto ajuda a escovar os dentes.

Diga exatamente o que está a fazer: *"Agora vou dobrar-me para colocar a sua perna dentro das calças."*

Explore sites online para obter ferramentas úteis quando a menor mobilidade for um problema. Estas ferramentas incluem corta-unhas com uma base antiderrapante, escovas de dentes adaptadas, secadores do cabelo com escovas presas ou máquinas de barbear elétricas para serem usadas pelo cuidador informal.

Conselhos adicionais

Certifique-se de que a pessoa **remove a dentadura** e que esta está devidamente limpa e dentro do líquido durante a noite.

Evite andar à procura dos óculos colocando-os sempre no mesmo local visível. **Arranje uma fita para óculos** para que estes estejam sempre presos à volta do pescoço.

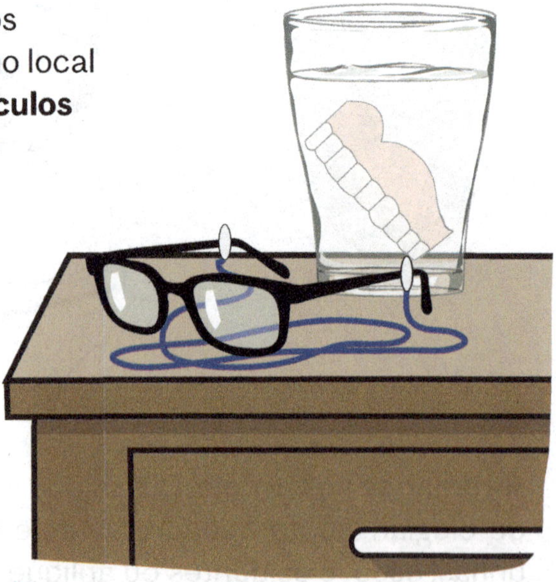

A pessoa com demência poderá ficar adepta de um estilo ou roupa e rejeitar outras opções. Nesse caso, considere a compra da mesma roupa, talvez de cores diferentes, mas escolha partes de cima largas, calças de puxar e sapatos de enfiar.

Tomar banho

Um banho ou duche está normalmente associado a uma parte agradável do dia de uma pessoa. Assim sendo, ajudar um ente querido a tomar banho pode ser algo difícil de fazer, especialmente se essa pessoa for seu cônjuge, pais ou avós. Expõe alguém de forma muito íntima. Seja paciente e solidário e explique que está ali para garantir a sua segurança.

Consoante a fase de demência, o seu envolvimento poderá apenas exigir uma pequena ajuda para que tudo esteja coordenado. Mais tarde, poderá ter de auxiliar mais ou considerar obter a ajuda de profissionais experientes que possam dar banho de forma segura ao seu ente querido.

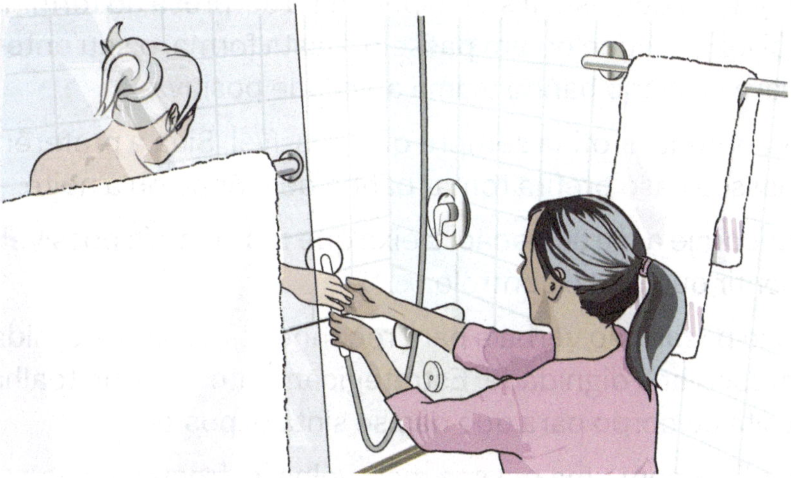

Priorize sempre a segurança:

- Nunca deixe a pessoa sozinha durante o banho depois de entrar na fase intermédia de demência.
- Verifique a temperatura da água para evitar lesões.
- Considere um degrau de segurança antiderrapante para dar alguns centímetros de altura, fazendo com que seja mais fácil entrar e sair da banheira.
- Mude para um chuveiro portátil para obter mais controlo do fluxo de água e ajudá-lo(a) a lavar as zonas difíceis de alcançar.

Conselhos para um banho bem-sucedido:

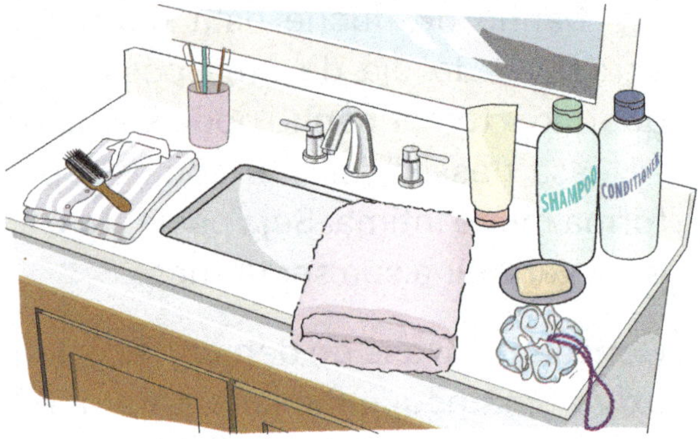

- Reúna tudo aquilo de que precisa com antecedência, como o sabonete, o champô, esponjas, toalhas e hidratante.
- Certifique-se de que a casa de banho é relaxante, tem temperatura ambiente e luz suave.
- Encoraje a pessoa a participar cantando ou contando uma história.
- Diga-lhe que está à sua espera uma surpresa ao terminarem, talvez um doce ou um passeio. Desta forma, o seu ente querido vai associar o banho a uma atividade positiva.
- Mantenha a rotina sempre que possível. Siga a preferência da pessoa caso prefira tomar banho de manhã ou à noite.
- Encoraje a participação. Deixe que faça o mais possível para sentir que tem o controlo.
- Use pistas não verbais para reconhecer a sua necessidade de preservar a dignidade. Estrategicamente coloque toalhas à volta do corpo para que não se sinta exposta.
- Se lidar com uma pessoa mais velha, esfregue a pele suavemente pois é delicada. Seque com palmadinhas leves e não esfregue com a toalha.

Se a pessoa com demência começar a resistir ao banho, preserve a sua modéstia vestindo um robe, feche a porta e puxe as cortinas. Recorra a um encorajamento positivo para fazer a pessoa sentir-se capaz: *"Usar o gel duche assim é uma excelente ideia. Também vou fazer assim."*

Os sites de venda são uma excelente fonte de **ferramentas úteis** para tornar o banho mais fácil. Incluem champôs secos, toalhitas de limpeza corporais descartáveis, luvas de lavagem hipoalergénicas humedecidas ou capas de banho de fácil utilização.

Usar a casa de banho e incontinência

Quando éramos pequeninos, os nossos pais poderão ter-nos dito que alguns assuntos não se destinavam às multidões, como acontece quando vamos à casa de banho. As gerações passadas levaram isso para a idade adulta e é por isso que ainda vamos "retocar a maquilhagem" ou "refrescar-nos."

Imagine o que será perder o controlo destas funções corporais. A incontinência poderá dar azo a conversas estranhas sobre a necessidade de mudar a roupa interior, a roupa ou os lençóis e resulta em banhos ou duches não previstos.

Dicas para ajudar na casa de banho:

Mantenha a porta da casa de banho aberta. Aponte para ela de vez em quando para ver se obtém uma reação de afirmação.

Mantenha um caminho organizado até à casa de banho. Poderá haver uma situação de "aflição" e assim é mais fácil lá chegar.

Marque idas regulares à casa de banho. A mobilidade reduzida poderá fazer com que seja mais difícil ir à casa de banho. Ajude a ir à casa de banho de manhã e de duas em duas horas depois disso. Inclua uma ida após as refeições, antes de sair e antes de ir para a cama.

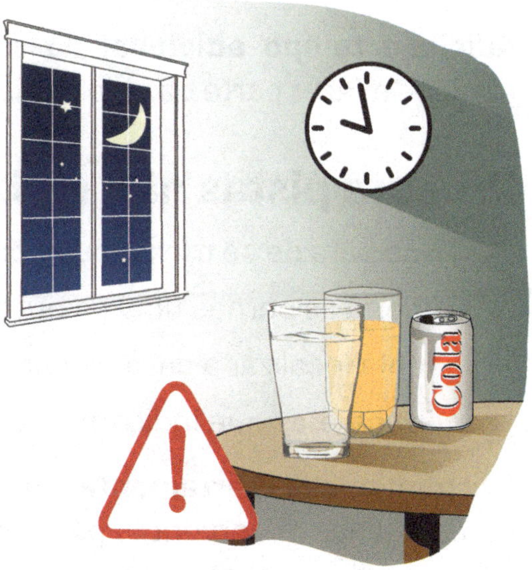

Evite dar bebidas perto da hora de deitar. Evite bebidas que aumentem o débito urinário ou contenham cafeína, incluindo álcool, café, chá ou refrigerantes.

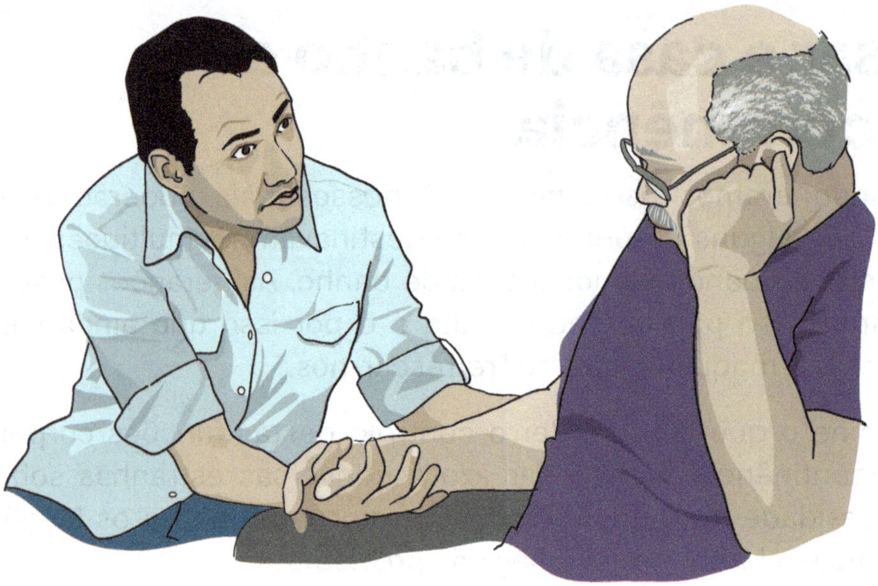

Determine se a pessoa está desconfortável ou sente dor. Aponte para o estômago, dos lados esquerdo e direito ou para as costas para ajudar a localizar.

Marque uma consulta no médico. Os exames vão determinar se são músculos pélvicos enfraquecidos, infeção do trato urinário, próstata dilatada, hemorroidas ou obstipação crónica. Poderá ser necessária medicação. Caso contrário, uma conversa com um médico pode oferecer outras soluções.

Adicione tempo adicional ao seu horário caso a incontinência comece a fazer parte da vida diária.

Procure pistas não verbais. Podem ser:

- Não para de se mexer ou anda para a frente e para trás?
- Aperta as pernas uma na outra?
- Tenta localizar a casa de banho?
- Faz caretas que indicam desconforto físico?

Existem muitas **ferramentas úteis** disponíveis para ajudar, tais como cuecas absorventes para adulto, almofadas à prova de água, produtos de limpeza perineal sem enxaguamento, bidés portáteis, protetores de colchão à prova de água e cremes de proteção da pele.

> "As melhores refeições são preparadas por mãos que amam."
>
> – Ken Poirot

Refeições

Pense na mesa da cozinha. Talvez seja de um estilo redondo pequeno para duas pessoas ou um retângulo que senta oito pessoas. Esta peça de mobiliário simples foi onde celebrou marcos, fez trabalhos de casa, jogou jogos e partilhou momentos: almoços, jantares, lanches. E uma pessoa com demência valoriza igualmente esses momentos.

Vai notar que a hora da refeição se vai tornar um desafio à medida que a demência progride. Comer saudável e manter-se hidratado(a) é importante para todos, especialmente para uma pessoa com demência. Aumenta a sua energia e os nutrientes ajudam a afastar outras doenças.

Conselhos úteis para a hora das refeições

A todo o vapor. Gosta de cozinhar? Apoie a independência do seu ente querido auxiliando-o com a preparação da refeição: *"Que tal prepararmos a sua deliciosa lasanha juntos?"*

Esteja apenas na cozinha para ajudar.

Corta, corta. Envolva a pessoa no trabalho de preparação: cortar legumes, tirar as taças ou tirar os peitos dos frangos. Isto mostrará que valoriza a sua contribuição.

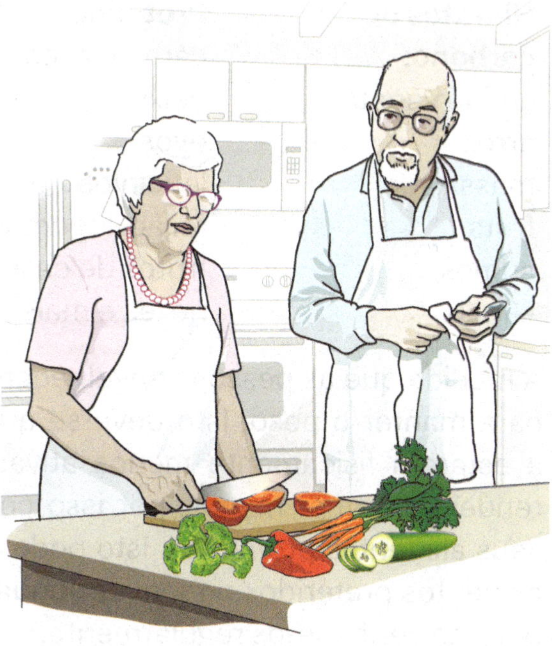

Faça com que seja algo social. Cozinhar em conjunto pode aprofundar a sua ligação, dar tempo para saber novidades e aumentar a satisfação de comer os alimentos que prepararam.

Simplifique. Ao partilhar tarefas da cozinha, peça apenas uma coisa de cada vez para evitar que a pessoa se sinta pressionada ou confusa.

Sente-se e partilhe a refeição. Isto pode encorajar a pessoa a comer mais. Mantenha o ambiente relaxado e não faça pressão para que coma a um determinado ritmo.

Uma dieta saudável e equilibrada inclui o seguinte:

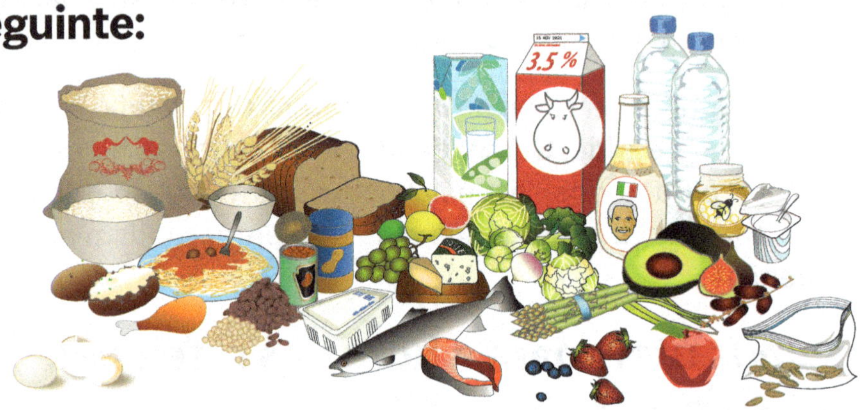

Hidratos de carbono:
amido vegetal
arroz
massa, mel
fruta
sumos
e mais

Proteína:
carne e aves
peixe
ovos
laticínios
feijão, legumes
frutos de casca
nozes e mais

Fibra:
produtos com grãos
nozes
sementes
feijão
fruta e legumes
e mais

À medida que as pessoas envelhecem, precisam de menos calorias para manter o peso. Isto deve-se a um metabolismo mais lento e a estarem fisicamente menos ativas. As pessoas com demência tendem a comer menos, por isso certifique-se de que prepara os seus alimentos preferidos. Isto pode encorajá-las a comer mais. Os alimentos preferidos podem continuar a mudar ao longo do tempo, por isso verifique-os regularmente.

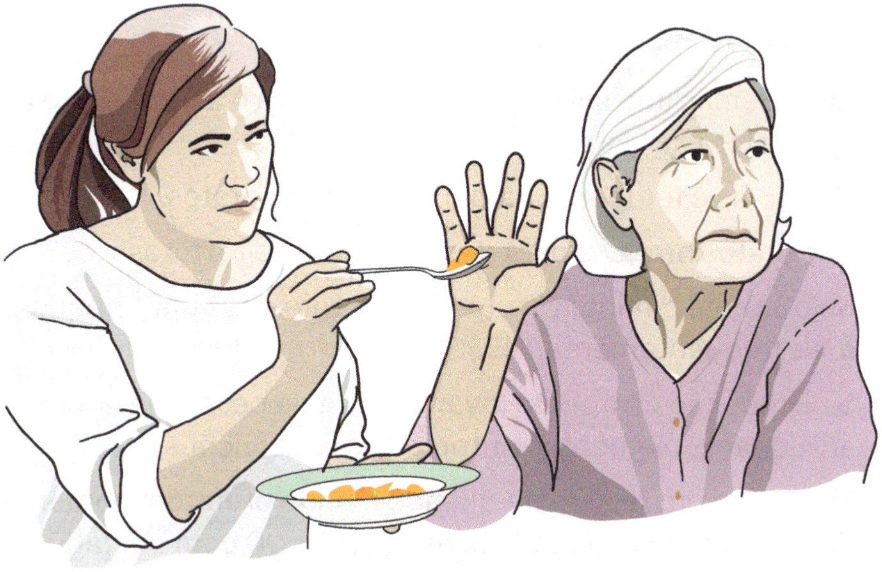

Procure pistas não verbais.

- Franzir a testa significa que a comida está demasiado quente ou demasiado picante?
- "Béé" significa que não gosta do sabor?
- Passar a língua pelos dentes significa que tem um pedaço de comida preso?
- Um sorriso significa que estão a gostar e devemos fazer novamente?
- Afastar o prato significa que não gostam, estão satisfeitos ou querem comer mais tarde?
- Acompanhar o prato da bancada para a mesa indica fome ou ansiedade?
- Apontar para um artigo significa que querem mais?

Comunique com as suas próprias pistas:

- Pergunte *"Gosta/não gosta?"* ao apontar para cada artigo individual no prato.
- Prove a comida para testar se está quente, picante, ácida ou doce.
- Diga o que a pessoa está a comer. Aponte para a comida e faça sons agradáveis como *"Hum."*

Recomendações úteis:

- Evite demasiado sal ou açúcar. Mantenha o açucareiro e o saleiro fora da vista.
- Use ervas e temperos para dar sabor aos pratos.
- Use pratos brancos para destacar cores e texturas.
- Se o apetite diminuir, tente planear refeições mais pequenas mais frequentemente.
- Se a redução do apetite levar a perda de peso, considere adicionar suplementos nutricionais às refeições diárias.
- Mantenha um registo de quando e onde preferem comer. Talvez tenham almoçado sempre às 11h00 com um tabuleiro à frente da televisão e jantado à mesa da cozinha. Sente a pessoa no lugar habitual. Isto pode encorajá-la a comer mais.
- Inclua alimentos que possa comer com as mãos e afaste os talheres. Isto pode persuadir a comer mais frequentemente.
- Se não terminar as refeições, ofereça pequenas refeições nutritivas para comer durante o dia. Deixe-as de fora e claramente visíveis. Aponte para elas de vez em quando..

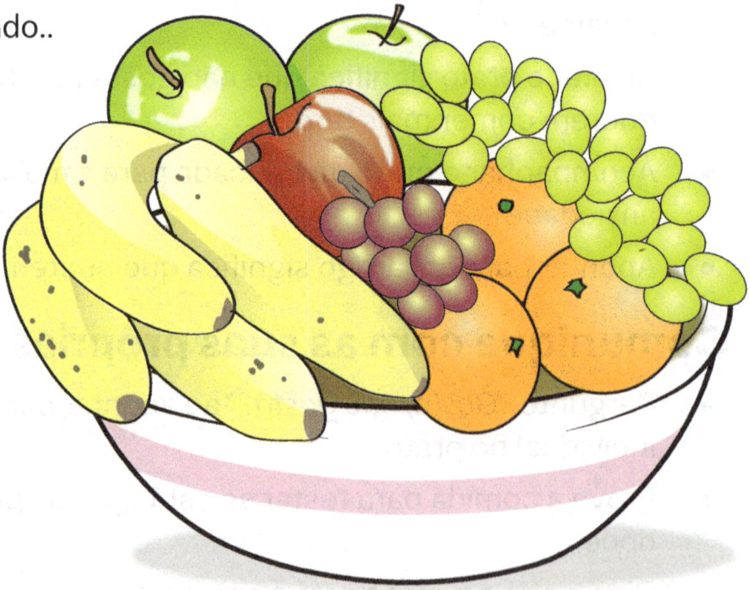

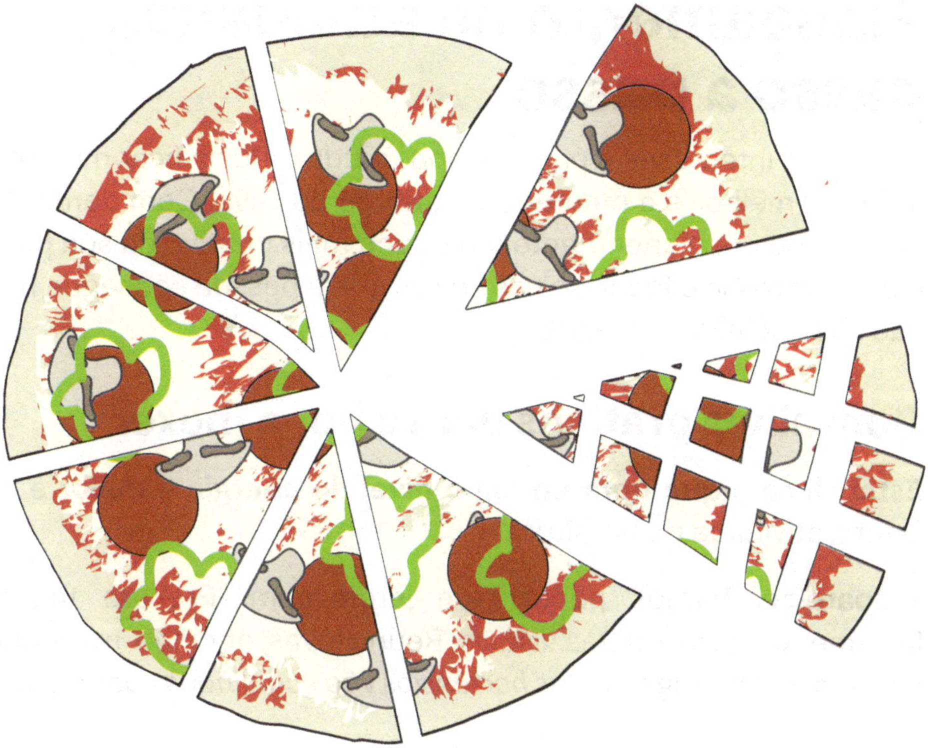

- Corte os alimentos em pedaços pequenos que podem ir à boca. Uma pizza é uma pizza, corte-a.
- Não reaja negativamente a alimentos ou líquidos derramados. É o que é. Fique contente por a pessoa estar a comer.
- Prepare refeições antecipadamente para poupar tempo e esforço.
- Encoraje a pessoa a beber água durante a refeição e ao longo do dia. Use o copo preferido. Sopas, sumos e chás são também considerados fontes de fluidos.
- Se começar a haver dificuldade em engolir, opte por alimentos mais macios ou use um liquidificador ou processador de alimentos.
- Crie um ambiente de que a pessoa gosta, quer seja sons de fundo ou silêncio completo.
- Verifique regularmente o frigorífico para ver se há comida estragada ou fora de prazo.

Planeamento de atividades passo a passo

Manter os interesses e passatempos ajuda todos a ficar mais ativos, a dormir melhor e a manter uma atitude positiva. Com demência, é necessário um planeamento um pouco mais criativo da sua parte. E o que interessa é focar-se nas coisas que a pessoa consegue fazer e não nas que não consegue.

Conselhos práticos para a pôr a mexer

Estabeleça a que hora do dia o nível de energia é maior e tente fazer a atividade nessa altura.

Prepare-se. Vamos pensar em jardinagem. Prepare todas as ferramentas como pistas visuais. Reúna luvas, ancinho, mangueira e pás num local e diga: *"Estas hortênsias vão ficar lindas naquele canto."*

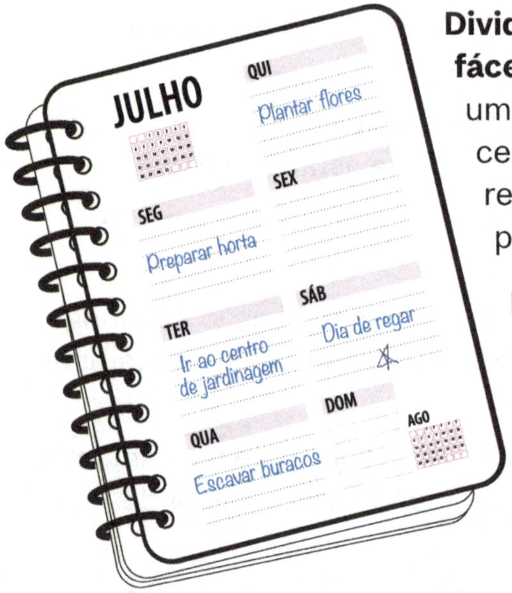

Divida as tarefas em passos diários fáceis de gerir. Cada dia pode fazer uma das coisas seguintes: Vá ao centro do jardim selecionar flores, revirar a terra, escavar buracos, plantar as flores e adicionar o húmus.

Marque passos semanais: Podem incluir preparar, cortar ou regar as plantas, a relva ou as sebes. Isto ajudará a manter o interesse.

Aprenda a ajustar-se. Há sempre uma solução. Quando se tornar mais exigente, procure bancos de jardinagem ou almofadas para os joelhos para ajudar. Isto promoverá um sentido de posse e propósito.

Ande de bicicleta se gostarem. Assinale a saída apontando para os capacetes ou casacos. Quando o equilíbrio se tornar um problema, considere rodas estabilizadoras ou bicicletas para adultos com três rodas.

Seja o cuidador informal divertido. Transfira jogos de computador ou telefone para recriação e diversão regulares.

À medida que diminui a flexibilidade e a força, explore exercícios que possam ser feitos numa cadeira, na cama ou numa piscina. Façam os movimentos em conjunto ou ajude movimentando os braços e pernas em várias posições. Isto vai garantir que os músculos estão envolvidos e estimulados.

Volte a visitar os locais preferidos

Fazer algo memorável dá a uma pessoa com demência um propósito; na verdade, dá a todos nós. Pergunte o que gostaria de fazer; poderá haver algo de que sente saudades e que a pode fazer feliz.

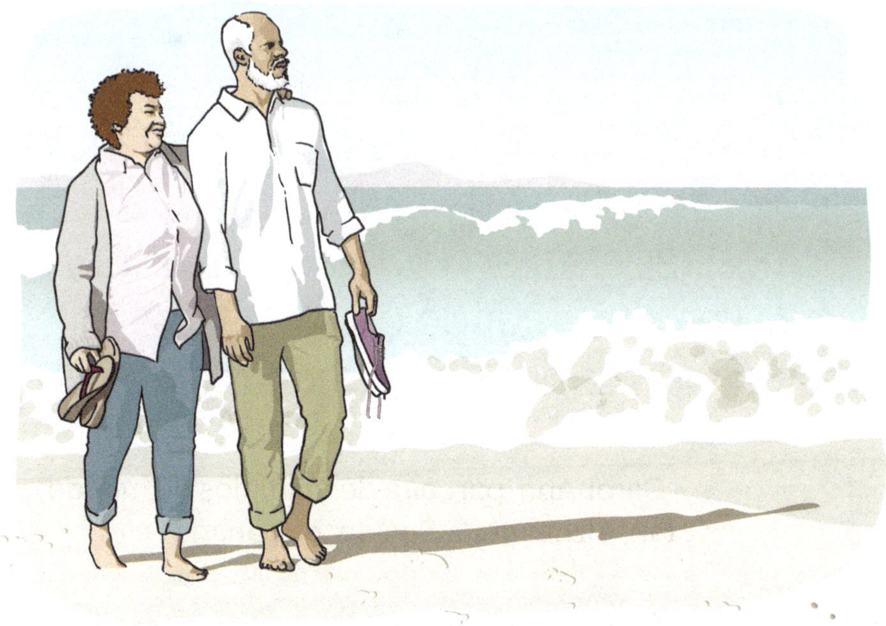

Sente-se num banco do jardim por baixo de uma árvore com a quantidade certa de sombra: "Aqui é para onde vinha aos sábados de manhã."

Vá ao café que tem os bolos de mirtilos preferidos: *"Parece que todos o(a) conhecem aqui."*

Visite o local de culto onde costumava ir e sentir-se em paz. Poderá também ser uma oportunidade para socializar com amigos antigos.

Vá dar uma volta de carro numa estrada familiar. Diga-lhe que sabe que sempre gostaram daquela zona.

Seja aberto(a) às suas ideias e seja espontâneo(a). Seja entusiasta se sugerir algo novo.

Não se esqueça dos clássicos. A música pode trazer memórias ternas, criando diversão e um ambiente relaxante a ser desfrutada por todos.

Independentemente do que fizer, elogie a pessoa por conseguir e por tentar quando tropeça ou falha.

> "A minha esperança para o futuro é mais quanto a cuidados, compaixão e compreensão. As pessoas com demência não escolheram este caminho. Aqueles de nós nesta situação vivem um dia de cada vez, desfrutando dos dias bons e guardando as nossas memórias especiais."
>
> — Carol-Ann, parceira de cuidados do marido Stan, Alzheimer's Society of Canada

Gestão de comportamento problemático

A demência é muito parecida às quatro estações. Quando o tempo muda, adaptamo-nos. Muda dos casacos para as t-shirts, e os pensamentos de uma tarde passada a ler debaixo de uma manta quentinha transformam-se na vontade de dar um passeio no jardim.

Ao tratar de uma pessoa com demência, **também tem de se adaptar a estas mudanças de sintomas**. Há dois pontos de vista em jogo: o seu e o da pessoa com demência. Poderão não ver nem interpretar a situação ou os seus esforços da mesma forma. Do ponto de vista dela, **o cuidador informal é que não a entende**.

Sabe dizer imediatamente quando alguém próximo de si está chateado. Não é difícil porque conhece bem essa pessoa. Quando se trata de uma pessoa com demência, tem de dar tempo extra porque pode ser muito difícil. Tem de prestar atenção, manter-se calmo(a) e identificar estímulos.

Uma abordagem de investigação passo a passo. Ao aplicar o processo de eliminação, não consegue perceber o que a pessoa está a tentar comunicar. Faça perguntas, considere toda a situação e use pistas não verbais.

É físico?

Parece estar agitado(a) à hora da refeição e não come o suficiente?

- Iniciou um novo serviço de refeições e a comida está a fazer-lhe mal? Causa obstipação?
- Ficou intolerante à lactose? Ficou ansioso(a) quando serviu leite ou queijo?
- Deixou de gostar de determinados alimentos?
- Ressente o facto de ninguém perguntar o que quer comer?

Parece estar mais inquieto(a) ou nervoso(a)?

- Comprou-lhe um novo detergente que lhe irrita a pele ou tem um cheiro de que não gosta?
- Não gosta de cor da camisa que está a vestir e quer despi-la?

Já não quer fazer as caminhadas diárias?

- Mudou-lhe o calçado? Estarão os sapatos demasiado apertados e agora ficou com bolhas dolorosas?
- Há algum cão novo na zona que lhe ladra alto quando passa?

Antigamente as tardes eram muito energéticas. Agora só quer dormir.

Será que:

- Começou uma nova medicação?
- Alterou os seus hábitos alimentares ou reduziu a cafeína?

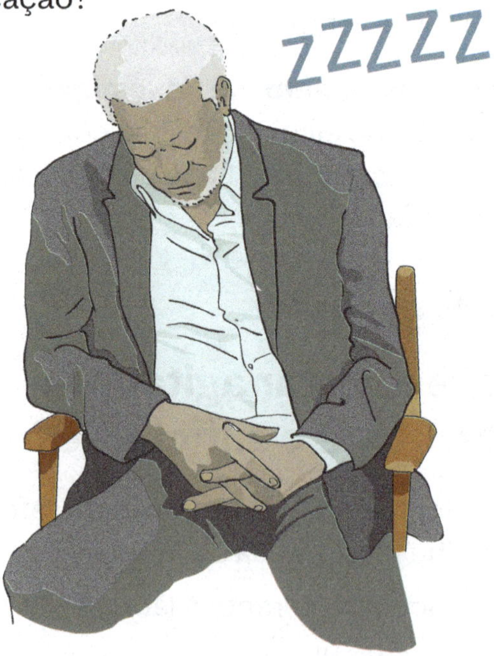

É emocional?

Parece estar abatido(a) e reservado(a)?

- Esqueceu-se de que o vizinho a quem acenava todas as manhãs mudou de casa? É por isso que continua a apontar para a janela?
- O cuidador informal habitual que fica a tempo parcial não está? Parece estar indiferente com a sua substituição em casa?
- Ignora-o(a) quando lhe diz o que fazer? Poderá ressentir o seu tom autoritário?
- Não reconheceu alguém e isso fez com que ficasse triste?

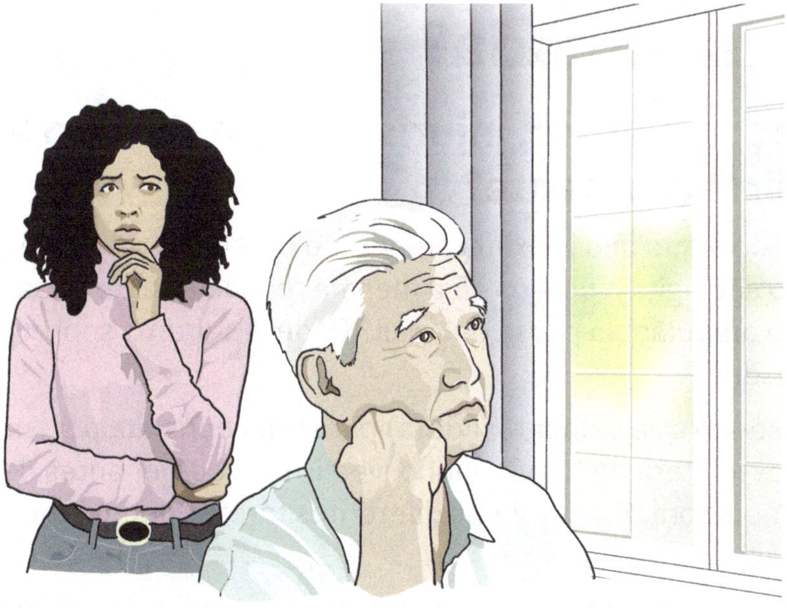

Parece mais ansioso(a) ou desconfiado(a)?

- Esqueceu-se de que guardou artigos no armário ou na garagem? Acha que alguém assaltou a casa?
- Mudou-lhe a mobília e não gosta da nova disposição?
- Removeu-lhe a fotografia de família para reparar a moldura? Poderá sentir saudades de uma memória querida?

- Instalou-lhe fechaduras novas na porta, ou um sistema de alarme e a pessoa sente-se encurralada e em pânico?
- Mudou-lhe a rotina devido ao seu horário laboral? Poderá estar a debater-se para se adaptar?
- Começou a bater com as mãos constantemente? Sentou-se toda a tarde a ver televisão? Poderá estar aborrecido(a) ou ter demasiada energia?
- Anda para trás e para a frente na sala? Alguém novo veio a casa? A ida ao mercado foi adiada? Há uma tempestade no exterior?

É o ambiente a que a pessoa está habituada?

Começou a gritar, injuriar ou até mesmo a agredir fisicamente?

- A escola que fica próxima aumentou o sistema de som e o sino alto agita a pessoa? É a mesma reação que tem quando uma ambulância passa pela rua? Poderá ser uma sobrecarga sensorial?
- Disse-lhe que está atrasado(a) para uma consulta por isso a pessoa terá de tomar banho, vestir-se e comer antes de se ir embora. Enumerar as diferentes tarefas poderá ter pressionado a pessoa?
- Os faróis e o motor dos carros da estrada adjacente acordam-no(a) à noite?
- Discutiu com o(a) seu(sua) cônjuge ou ralhou com o seu filho em frente da pessoa? A pessoa sente-se assustada ou protetora dos netos?

À semelhança de qualquer pessoa, **quem tem demência reage ao que está à sua volta**. É a sua perceção da realidade. É um exercício fútil tentar convencê-la do contrário. Apenas servirá para intensificar uma situação delicada.

Isto deve dar-lhe o incentivo de voltar atrás e ver as coisas da perspetiva da pessoa. Ao fazê-lo, estará numa melhor posição para satisfazer as suas necessidades.

- Se algo no seu ambiente o(a) transtorna, mostre-lhe que vai remover essa coisa.
- Reduza as distrações. Desligue a televisão, o ecrã do computador, a ventoinha de teto que gira e ponha o seu telefone no silêncio.
- Direcione a atenção da pessoa para uma atividade diferente. Leve-a para outra divisão, dê-lhe um puzzle ou um jogo, saia com ela para ir dar um passeio ou leia-lhe.

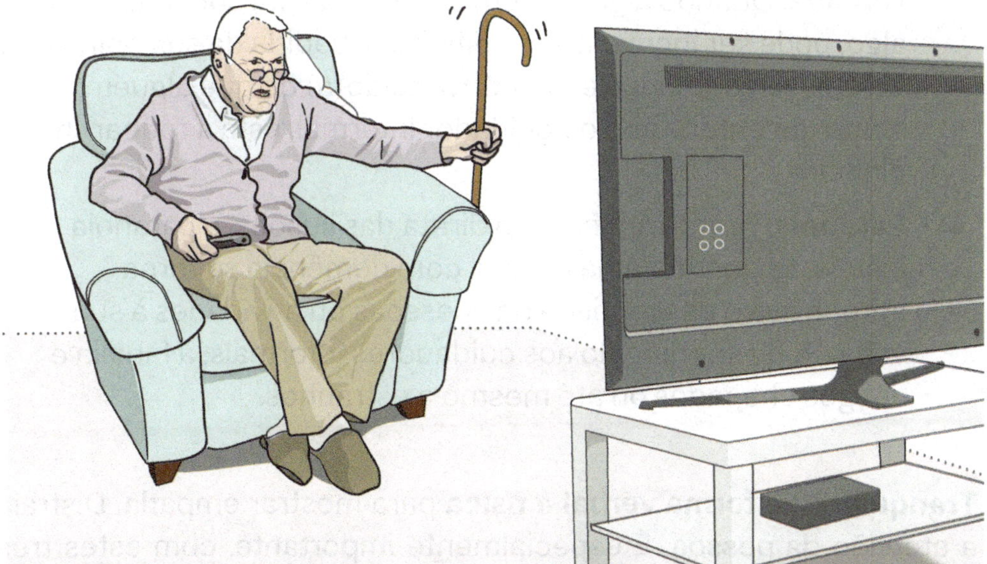

Alucinações, ilusões e paranoia

Estes três sintomas podem ser especialmente difíceis de gerir e são um lembrete chocante do efeito profundo que a demência tem no pensamento e no comportamento. Estas exibições de realidade distorcida revelam verdadeiramente a forma como o défice cognitivo altera o cérebro. As recaídas podem ser altamente emocionais e é crucial aprender formas de restaurar a calma e a compostura.

- **Alucinações:** Isto envolve ver, ouvir, cheirar ou provar algo que não existe e que mais ninguém sente. Para uma pessoa com demência, no entanto, é muito real. Existem duas facetas destes sintomas. Algumas alucinações podem parecer ameaçadoras, como alguém a espreitar na sombra ou ouvir um sussurro ressonante, embora outras possam ser bastante agradáveis, como ver um animal de estimação querido ou sentir o cheiro de um bolo que está a cozer no forno.
- **Ilusões:** São crenças falsas que contradizem factos ou a verdade. Quando alguém com demência está convencido de algo, pode ser incrivelmente difícil dissuadi-la da sua opinião. Uma ilusão comum é estar convencido(a) de que alguém, como um enfermeiro ou cuidador informal, está a roubar-lhes dinheiro.
- **Paranoia:** Numa ramificação direta das ilusões, a paranoia instala-se quando uma pessoa com demência se torna apreensiva e desconfiada das pessoas ou atividades à sua volta. Pode ser dirigido aos cuidadores informais, à família e amigos chegados ou até mesmo a estranhos.

Tranquilize de forma verbal e física para mostrar empatia. Distraia a atenção da pessoa. É especialmente importante, com estes três sintomas, que valide os seus medos e evite discutir com a pessoa. Vai acalmar a situação mais rapidamente evitando o confronto.

Consulte o médico da pessoa para avaliar os novos sintomas e excluir quaisquer outras causas médicas como problemas de visão, infeções, enxaquecas ou um efeito secundário da medicação.

Seja vigilante quanto ao que vê na televisão. Não a deixe ligada continuamente num canal sem verificar a programação. Os programas com muito drama ou suspense podem provocar ilusões ou paranoia.

Ajuste o ambiente físico. Reduza ou aumente as luzes, abra as cortinas, remova espelhos, cubra mesas com tampo de vidro e apague as velas para reduzir as sombras, o encadeamento, brilhos oscilantes ou silhuetas enganadoras.

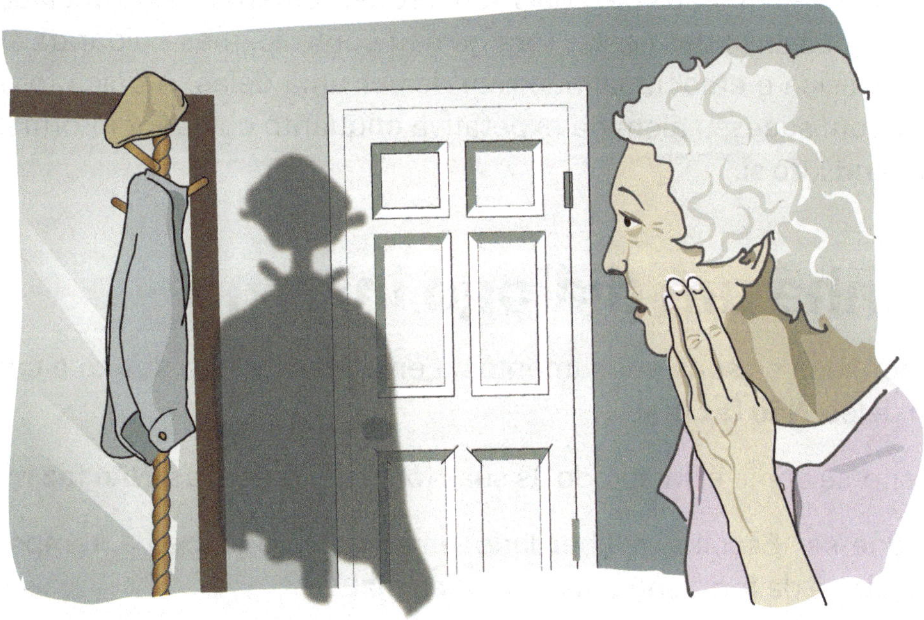

Considere ter cópias dos elementos que se perdem com frequência, como os óculos, a escova do cabelo, a caneca do café ou os chinelos.

"Independentemente dos erros que faz ou do pouco progresso que vai fazendo, continua a estar mais à frente do que aqueles que nem sequer tentam."

— Tony Robbins

Cuidados pessoais do cuidador informal

Faça uma escolha deliberada hoje, agora mesmo. Escolha dar prioridade aos cuidados pessoais. Uma abordagem atenta ao seu bem-estar agora terá benefícios a longo prazo, especialmente à medida que avança nesta jornada da demência. O tempo e as emoções são valores preciosos. Quando o "cuidador informal" se torna mais um título no seu inventário dos papéis que assume na sua vida, os cuidados pessoais são frequentemente negligenciados. Muitas coisas podem estar fora do seu controlo, mas cuidar da sua saúde física e emocional não tem de ser uma delas. A única forma de ir com sucesso além da expetativa enquanto cuidador informal é **cuidando de si**.

Tenha um diálogo interno

Reconheça os seus pensamentos e emoções. Tem o direito a cada um deles. **Não faz mal**.

Aceite-se como é, incluindo as suas forças e fraquezas. **Não faz mal**.

Perdoe-se. Escolha a liberdade emocional. Não perca tempo a criticar-se de forma negativa. **Não faz mal**.

Saiba que vai cometer erros. Não faz mal se isso acontecer. Eles não o(a) caracterizam enquanto cuidador informal. **Não faz mal**.

Aprenda sobre demência agora e mais à medida que vai avançando. Defina e volte a definir as suas próprias expetativas e objetivos em vez de tentar realizar os das outras pessoas. **Não faz mal**.

Como a pessoa com demência, pense que também terá dias bons e dias maus. **Não faz mal**.

Aceite que pode amar a pessoa de quem está a cuidar, mas que poderá haver momentos em que não gosta dela. **Não faz mal**.

Reconheça que poderá sentir-se sozinho(a) e sofrer por essa pessoa quando deixar de poder interagir consigo como fazia. **Não faz mal**.

Os cuidados pessoas não são egoísmo. Vão torná-lo(a) mais forte para ter energia para cuidar de outra pessoa. **Não faz mal**.

Não tente ser um(a) herói/heroína. Não tem de salvar ninguém, é apenas um cuidador informal. Esteja presente. **Não faz mal**.

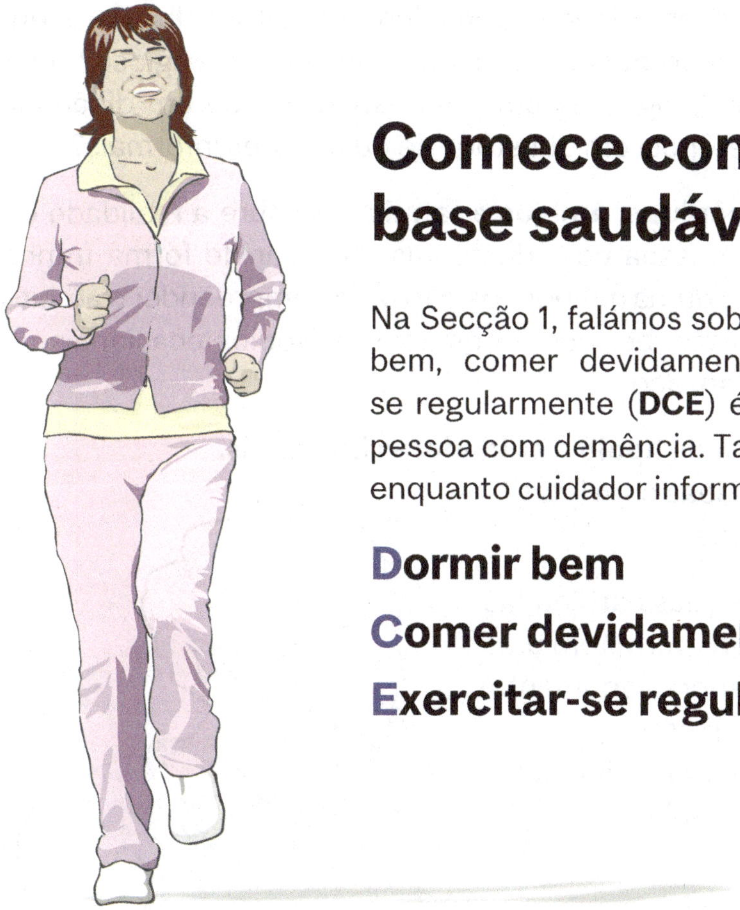

Comece com uma base saudável

Na Secção 1, falámos sobre como dormir bem, comer devidamente e exercitar-se regularmente (**DCE**) é vital para uma pessoa com demência. Também é para si enquanto cuidador informal.

Dormir bem

Comer devidamente

Exercitar-se regularmente

Embora alguns dias possa parece difícil, uma dose saudável destas três coisas básicas vai promover a sua resiliência e força, tornando-o(a) um(a) melhor parceiro(a).

Não há dúvida de que o seu objetivo constante é tratar a pessoa de quem cuida com afeto e bondade. Olhe para o espelho e faça o mesmo com essa pessoa.

Procure soluções

Fale com o seu próprio profissional de saúde e faça um check-up completo. Diga-lhe como está a comer, a dormir, a gerir o stress, que tipo de ajuda está a receber e como se sente.

Siga as recomendações para consultar um terapeuta se for uma opção viável. Encontre um com quem se sinta confortável, pois irá abordar temas desconfortáveis. Considere que fatores lhe parecem essenciais: localização, género ou idade. Quer alguém religioso? Quer um terapeuta geral, alguém com uma especialidade em dinâmica familiar ou competência em questões de cuidadores informais?

Fale com o seu cônjuge, amigos e familiares sobre a realidade de dar apoio a uma pessoa com demência. Ao falar de forma franca sobre isso, estarão numa melhor posição para compreender o âmbito do seu compromisso, bem como os seus episódios ocasionais de irritabilidade ou cansaço.

Procure um grupo de apoio a cuidadores informais. Encontrará aí pessoas com lutas diárias semelhantes.

As vossas experiências partilhadas num espaço seguro permitem uma conversa aberta sobre sentimentos e estratégias de sucesso. Poderá também ajudar a diminuir a sua sensação de isolamento ou solidão.

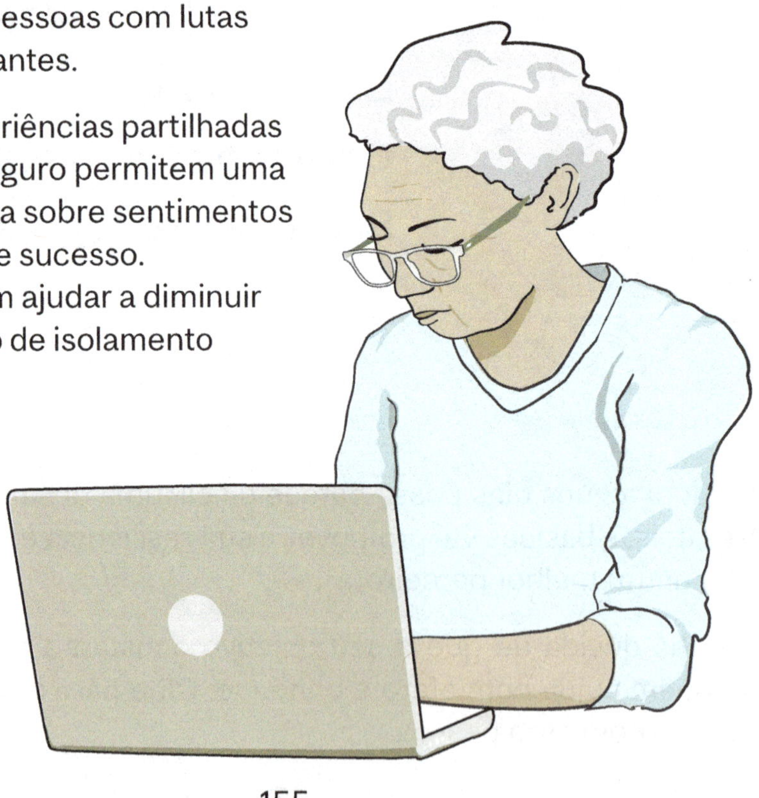

Peça ajuda. Pode ser difícil de fazer. Não significa que não é capaz. Apenas significa que por vezes É DIFÍCIL. Ninguém beneficia se tiver exaurido(a) ou irritado(a). Poderá também surpreender-se com a quantidade de pessoas que querem ajudar. Uma vez mais, se possível, contrate profissionais para gerir algumas das atividades diárias.

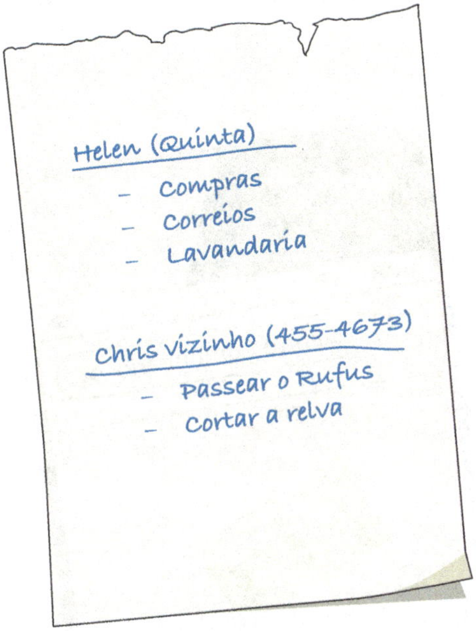

Dê exemplos concretos. Agora que tem a atenção, vá além do "Preciso de ajuda." Esteja preparado(a) com uma lista: recados, compras, roupa, etc. Os cuidadores informais secundários ou informais poderão estar mais à vontade com tarefas atribuídas. Podem todos decidir as prioridades de trabalhar em equipa.

"Seja suficientemente forte para enfrentar o mundo todos os dias.

Seja suficientemente fraco(a) para saber que não pode fazer tudo sozinho(a)."

— Autor Desconhecido

Investigue recursos locais

Os centros comunitários têm uma variedade de programas de dia para adultos. Alguns podem até ter aulas de exercícios adaptados, como hidroginástica, tai chi ou alongamentos. Isto pode dar à pessoa com demência uma oportunidade de se exercitar ou socializar enquanto tira tempo para si.

Ligue a universidades e procure contratar um aluno. Poderá haver programas de estágios. Escolha alguém que esteja a estudar medicina, enfermagem, fisioterapia, cinesiologia, reabilitação ou geriatria para ter uma experiência prática. Esta partilha pode ser gratuita ou mais barata do que a assistência profissional.

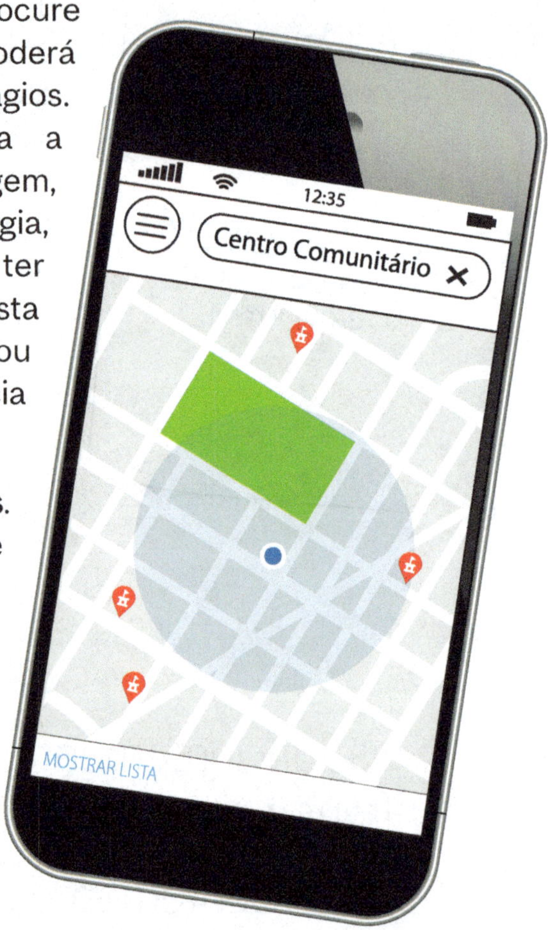

Ligue para lares de idosos. Poderão ter uma lista de pessoas voluntárias ou que trabalham a tempo parcial e querem fazer umas horas extraordinárias.

Questione as universidades locais ou a Sociedade de Alzheimer quanto a estudos de investigação relacionados com a demência.

Pode inscrever a sua pessoa se tiver as qualificações necessárias. Não só dá informações preciosas à comunidade médica, como também pode ser uma oportunidade social para a pessoa e uma pausa para si.

Faça isso por si

Liberte-se da mentalidade de que mais ninguém pode fazer o trabalho tão bem. Poderá ser verdade, mas não deixe que isso o(a) impeça de pedir ajuda.

Seja mais flexível. Se não conseguiu fazer tudo o que queria num dado dia, não se chateie com isso. O chãonão está varrido, a máquina da loiça não está cheia - isso é mesmo importante? Retire a pressão de cima de si.

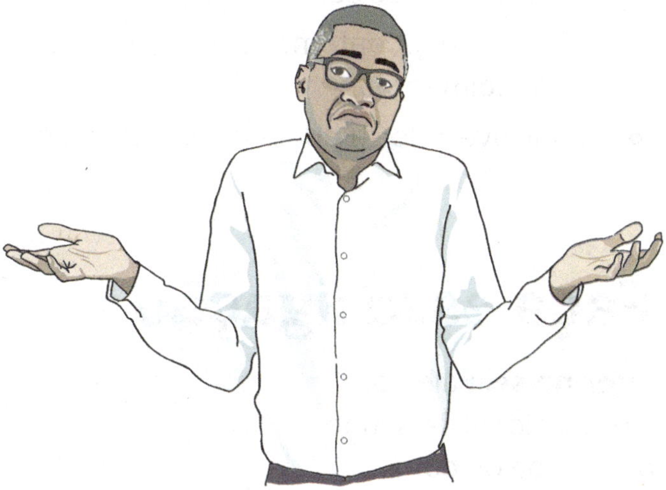

Inscreva-se numa aula do ginásio local. Tem filhos? Encontre um ginásio que também ofereça serviços de ama. Sentir-se-á com energia e revigorado(a) e os seus filhos vão divertir-se.

Saia com um(a) amigo(a). Não tem tempo nem dinheiro para fazer uma aula? Reúna-se com um(a) amigo(a) durante 30 minutos sempre que possível para libertar as endorfinas. Vão a um parque próximo ou a casa um do outro.

Multitarefas. O seu local de trabalho é perto? Opte por caminhar até lá. Vai fazer exercício, desfrutar do ar fresco e esquecer-se das preocupações.

Guarde as chaves do carro. Considere apanhar os transportes públicos e evite a frustração da hora de ponta. Em vez de, medite, ouça um livro, sonhe acordado(a) ou desfrute do entretenimento de ver pessoas.

Inteligente na estrada. Se nenhuma destas opções for viável, faça-se à estrada enquanto ouve um podcast que leve à reflexão ou um de stand-up para começar o dia com conhecimento ou humor.

Uma rede de um

Poderá haver vários motivos para enfrentar tudo sozinho(a) enquanto cuidador informal de alguém com demência:

- É filho(a) único sem família próxima.
- Mudou-se recentemente para esta zona e ainda não fez novos conhecimentos.
- É introvertido(a) que não faz amigos facilmente.

Faça essa ligação

Informe-se. Fale com o profissional de saúde da pessoa ou com os enfermeiros e os coordenadores que dão apoio. Poderão partilhar vários recursos para o(a) orientar na direção certa de obtenção de ajuda.

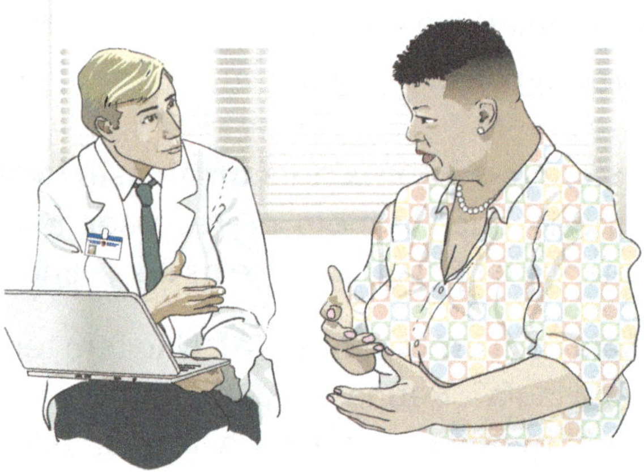

Obtenha apoio. Procure fóruns ou salas de conversa online para cuidadores informais. O anonimato de falar livremente enquanto obtém, ao mesmo tempo, as informações e a inspiração que procura podem ser a sua resposta.

Fique ligado(a). Adira a um grupo de apoio online. Poderá sentir-se mais confortável com isso do que com interação presencial.

Aconselhe-se. Ligue para uma linha de apoio a cuidadores informais. Os operadores estão bem formados nas questões com que se confronta diariamente.

Adote as redes sociais. Fale com o seu representante de recursos humanos no trabalho. Poderá haver programas implementados para auxiliar cuidadores informais.

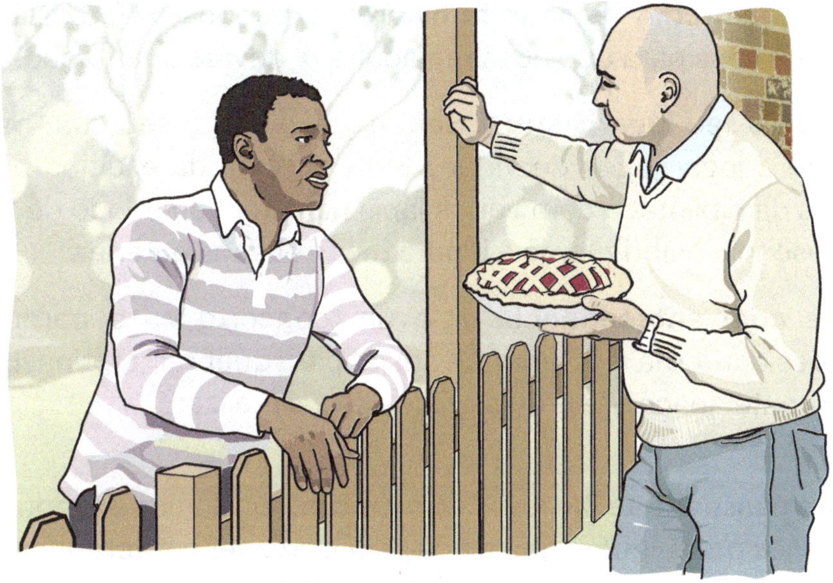

Faça amizades. Podem acontecer muitas coisas boas ao conhecer vizinhos. Em contrapartida, poderão ter informações preciosas sobre o seu familiar, oferecer o seu contacto ou ajudar em tarefas como tratar da relva, despejar os contentores da reciclagem ou tirar a neve com uma pá.

Cuidadores informais jovens

Todos temos determinadas expetativas em diferentes fases das nossas vidas, especialmente quando somos mais novos. Há quem imagine e planeie um futuro feliz e bem-sucedido, enquanto outros dirigem a sua energia vivendo intensamente no presente.

Seja qual for a sua forma de "viver uma boa vida", muito poucas pessoas antecipam o facto de terem de se tornar cuidadores informais muito jovens. Pode ser uma forma muito chocante de entrar na idade adulta.

Encontre alguém para confidenciar, de preferência fora do círculo familiar. Vai conseguir falar abertamente e obter alguns conselhos objetivos. Poderá ser um conselheiro, professor ou treinador.

Fale também com os seus familiares. Diga-lhes o que se está a passar em casa para que possam facultar a devida orientação.

Encontre o seu lugar seguro. Será na cave do(a) seu(sua) melhor amigo(a) a jogar jogos de vídeo? Será no café da esquina ou nos degraus da biblioteca com vários lápis na mão e um bloco de folhas para desenhar? Obrigue-se a ir para recarregar as baterias.

Planeie com antecedência. Ir a um concerto ou a parque de diversões dar-lhe-á algo por que ansiar para quebrar a rotina. É bom ter uma antecipação feliz de algo que se vai realizar.

Procure pessoas que lhe levantam a moral: os elogios e a motivação são críticos para alguém que ainda está a crescer e a aprender. Evite pessoas negativas e críticas quanto à sua situação, ou que tentam ajudar encorajando a ter um comportamento irresponsável. Faça mudanças no seu círculo de amigos se necessário.

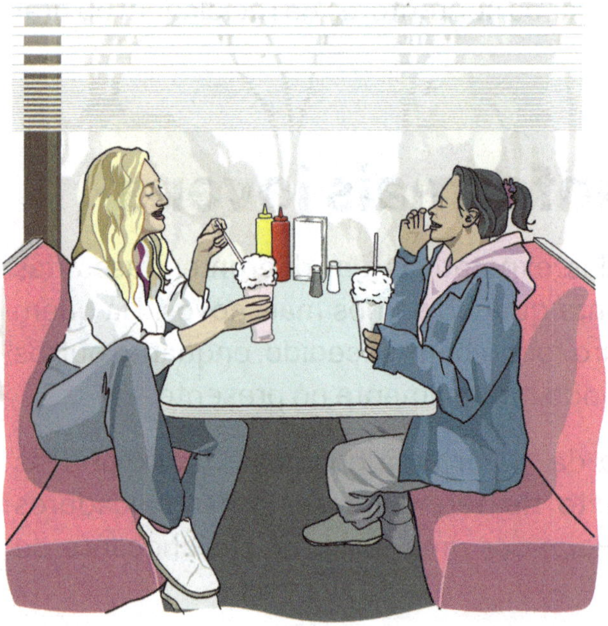

Tal como acontece com cuidadores informais adultos, deve pedir ajuda. Poderá estar mais prontamente disponível do que imagina. E isto pode relembrá-lo que tem de ser jovem e jovem de espírito.

Esgotamento dos cuidadores informais

Não há nada como ser cuidador informal para o(a) fazer sentir que a "está a queimar a vela pelas duas pontas." E se está constantemente zangado(a) ou amargo(a), poderá tomar uma atitude irrevogável.

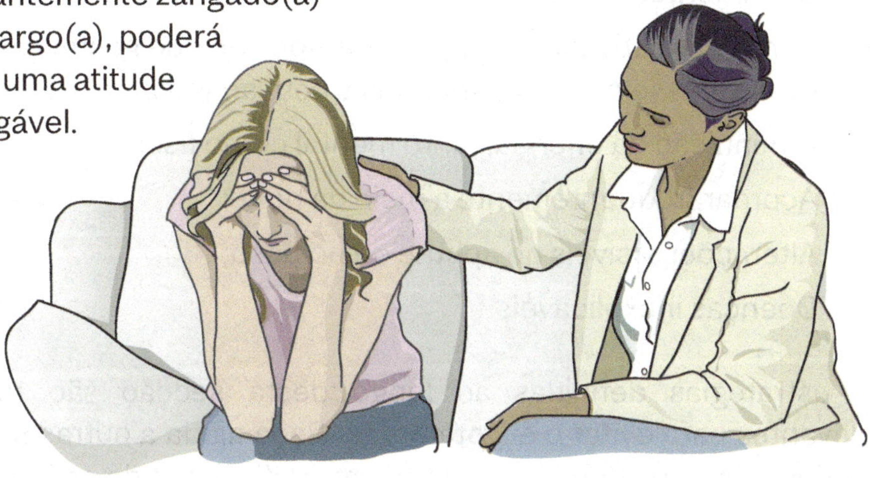

Por outras palavras, o esgotamento dos cuidadores informais é algo a que quer estar atento(a) e evitar.

Apoiar alguém com demência é exigente e, à medida que a condição progride, pode consumir muito de si. Poderá ter de abdicar de uma parte da sua vida. Menos horas de trabalho podem fazer com que não obtenha uma promoção, consultas frequentes no médico podem significar que perde as festas nas escolas dos seus filhos, jogos ou formaturas e sentir-se esgotado(a) pode afetar a sua inclinação para desfrutar da intimidade com o(a) seu(sua) parceiro(a).

Por outro lado, se já está reformado(a), as exigências físicas necessárias podem tornar-se demasiado intensas, os planos da sua viagem de sonho podem ir por água abaixo ou poderá ver as suas atividades sociais frequentemente canceladas e de repente encontrar-se a passar tempo sozinho(a).

Pode também afetar a sua perceção do quão vital é manter o princípio DCE mencionado anteriormente: a sua capacidade para dormir bem, comer devidamente e exercitar-se regularmente.

Reconheça os seus sinais de esgotamento:

- Ataques de raiva dirigidos à pessoa com demência ou outras pessoas da sua vida;
- Chorar com pequenos aborrecimentos;
- Sentimentos de tristeza, vazio ou desespero;
- Renúncia a atividades ou passatempos de que gostava ou desinteresse em reuniões sociais com amigos;
- Diminuição da energia, tanto mental como física;
- Acordar frequentemente a meio da noite;
- Alterações visíveis no apetite ou no peso;
- Doenças inexplicáveis.

As estratégias definidas ao longo desta secção são também relevantes para evitar o esgotamento. Peça ajuda a outras pessoas, confidencie com alguém próximo, um profissional de saúde ou um grupo de apoio, mantenha-se em contacto com amigos e passe algum tempo a fazer coisas sozinho(a).

Evite escolhas de estilo de vida prejudiciais

Todos os cuidadores informais procuram uma pausa das suas grandes responsabilidades. No entanto, diga não a estes atalhos:

- Excesso de álcool ou consumo de drogas;
- Sobredosagem de medicamentos;
- Hábitos alimentares não saudáveis (comer demasiado ou muito pouco);
- Nenhuma atividade física;
- Isolamento autoimposto e evitar outras pessoas;
- Acabar com as atividades que lhe deram prazer.

Procure formas de se recompensar:

- Reúna fotografias e recortes das suas memórias mais queridas e comece um álbum de fotografias.
- Faça presentes caseiros como compotas, velas ou joias.
- Passe tempo na sua oficina a fazer mobiliário ou outros trabalhos manuais.
- Reúna um grupo para jogar bilhar, bingo ou cartas.
- Combine saídas para os seus filhos brincarem com outras crianças. Rodar a vez que quem cuida dos filhos duas vezes por mês dá-lhe a garantia de passar algum tempo sozinho(a).
- Diga "Não" a pessoas que não trazem energia positiva à sua vida. Quanto mais limites impuser, mais fácil será aguentar.
- Olhe para a sua agenda e encontre 30 minutos por dia só para si. Faça algo de que gosta... ou não faça nada. Ambos são bons.
- Converse com um(a) amigo(a) que lhe levante a moral, vá ver uma comédia ou veja programas antigos de que gosta.
- Faça coisas que sejam do seu agrado e o(a) façam r ejuvenescer. Passe alguns minutos a meditar, a escrever num diário, a fazer exercícios de respiração ou alongamentos.
- Vá correr, caminhar, andar de bicicleta, conduzir. Vá.

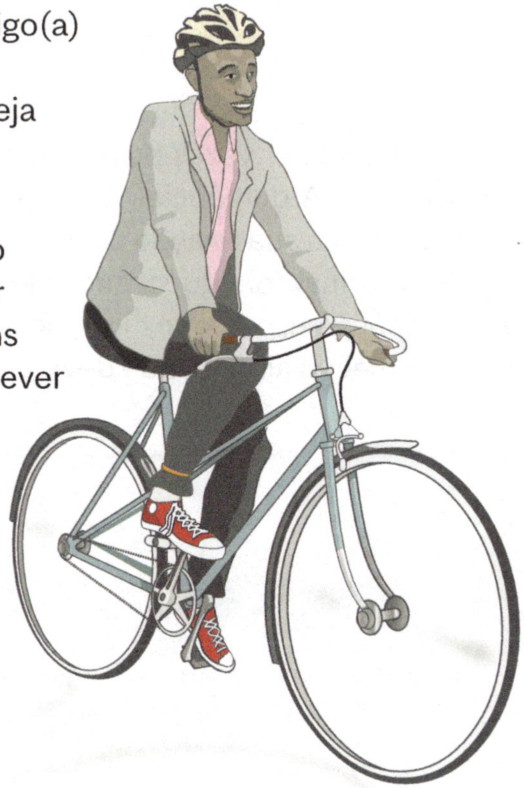

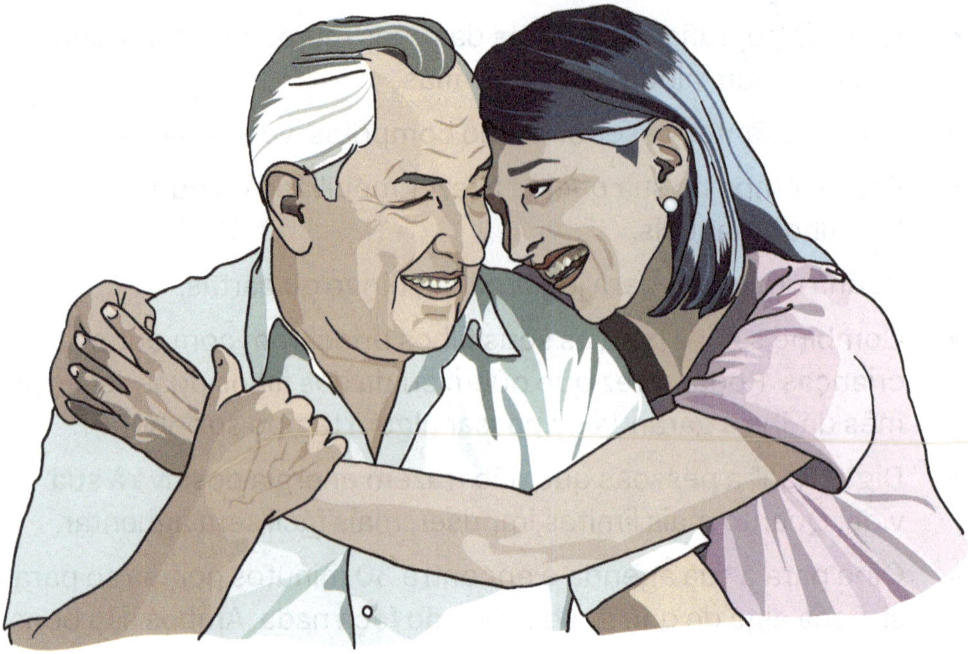

Por fim, embora por vezes possa ser difícil, encontre o que é positivo num dado dia. A demência não significa o fim dos tempos felizes. Concentre-se na sua relação e lembre-se de que embora possa ser o cuidador informal, foi alguém adorado e de valor na vida dessa pessoa. Quer seja cônjuge, parceiro, filho, neto, irmão ou amigo, a base da sua relação começou ali. E é onde deve continuar a construí-la.

Sumário

O objetivo de um cuidador informal eficaz é desenvolver uma linguagem partilhada e compreensão, bem como forjar uma relação sólida entre si e a pessoa com demência.

Os cuidadores informais são isso mesmo. Participam ativamente e apoiam uma pessoa com demência nas suas tarefas da vida diária.

Existem quatro tipos de cuidadores informais: principal, secundário, informal e profissional.

As fases de emoções dos cuidadores informais incluem negação, empatia, frustração, medo e culpa.

Compreender pistas verbais e não verbais, bem como adaptar-se sozinho(a), é crítico para se ser um cuidador informal eficaz e um comunicador.

A dinâmica familiar pode suscitar litígios e tensão. Implemente soluções práticas para minimizar o conflito.

Estabeleça rotinas para cuidar, dar banho, vestir, ir à casa de banho, fazer as refeições e atividades que melhorem a qualidade de vida de uma pessoa com demência e promovam a sua auto-confiança.

Determine se os comportamentos problemáticos são provocados por motivos físicos, emocionais ou ambientais.

Tratar de si é vital para o seu bem-estar e para evitar o esgotamento. Peça ajuda e procure soluções viáveis.

Recursos

A maioria dos países tem iniciativas, programas e recursos a nível local, provincial, estatal ou nacional disponíveis para si. Procure na internet e na sua zona ajuda, apoio e serviços para pessoas com demência e respetivos cuidadores informais.

McGill University Health Centre (MUHC)

Divisão de Geriatria
MUHC Montreal General Hospital

Tel.:	514-934-1934, ext. 34499
Site:	www.mcgill.ca/geriatrics

Divisão de Medicina Geriátrica
Jewish General Hospital

Tel.:	514-340-7501
Fax:	514-340-7547

Programa de Educação para a Demência da McGill (DEP)

Faculdade de Medicina e Ciências da Saúde da Universidade McGill

Site:	www.mcgill.ca/dementia www.mcgill.ca/geriatrics/dementia-education-program
Email:	dementia@mcgill.ca

Alzheimer's Disease International

Site:	www.alzint.org
Email:	info@alzint.org

Alzheimer Society of Canada

Tel.:	416-488-8772
Número gratuito:	1-800-616-8816
Fax:	416-322-6656
Site:	www.alzheimer.ca
Email:	info@alzheimer.ca

Federation of Quebec Alzheimer Societies

Fax:	514-369-7900
Site:	alzheimer.ca/federationquebecoise/en
Email:	info@alzheimerquebec.ca

Alzheimer Society of Montreal

Tel.:	514-369-0800
Fax:	514-369-4103
Site:	alzheimermontreal.ca/en/
Email:	info@alzheimermontreal.ca

Caregiver Support - L'Appui

Tel.:	514-789-2460
Número gratuito:	1-855-852-7784
Fax:	514-787-1995
Site:	www.lappui.org/en
Email:	info-aidant@lappui.org

Fundação Grace Dart

Tel.:	514-742-9853
Site:	fondationgracedart.com
Email:	info@fondationgracedart.org

NOTAS

Made in the USA
Monee, IL
02 November 2026

67386870R00103